発達障害を人類学してみた

[著] 照山絢子
筑波大学図書館情報メディア系准教授

診断と治療社

はじめに

本書は日本における発達障害について、医療人類学の立場から研究した成果である。二〇一四年に提出した私の博士論文が柱となっており、その内容を一般読者の方にわかりやすいように書き換えるとともに、より最近の研究の成果などを加筆した。このように学術的な研究をもとにしてはいるが、研究者ばかりでなく、発達障害や人類学に関心のある一般の方々や学生にも手にとってもらえるような本にしたいという思いがある。そのため、先行研究の整理や方法論の検討、理論的枠組みの提示といった学術書にあるような構成は採用していない。本書のもととなっている論文などについては「おわりに」に示したので、より学術的な詳細をお知りになりたい方はそちらを参照していただけたらと思う。

近頃は、大きな書店で発達障害に関する本を探してみると、独立したコーナーが設けられていて何十冊もの本が書棚に並んでいる。それほど、発達障害に関するさまざまな情報が世の中に求められているということなのだろう。そのなかには、発達障害をもつ人が自身の経験について書いたものや、発達障害の子どもを育てる経験について親が書いたものもあれば、精神医学や心理学の専門家が診断や支援の方法について書いたものもある。そうしたなかで、本書は少し異色かもしれない。私の研究関心は、「発達障害」という概念が、二〇一〇年前後という特定の時期に日本国内で定着していく過程を追うことで、その際にどういったことが議論され、どういった実践が生まれ、どのように発達障害をもつ人々の集団性とアイデンティティが構築されていくのかを知りたい、というところにあった。だから、本書は診断や療育、特別支援教育、自助グループなどさまざまな現場での個別的な活動を描いてはいるが、それをより大きな社会的・文化的視点に立って解釈し、意味づけようとしている。このようにミクロな個人の物語とマクロな文脈を行ったり来たりしながら関連づける記述は、人類学のエスノグラフィーの特徴の一つだ。

本書を手にとってくださった方のなかには、ご自身が困っていたり、あるいはいま目の前に困っている人がいたりして、発達障害について学んで、状況を改善する具体的な手立てを知りたいという方もいるかもしれない。そうした読者にとっては、本書は期待外れな部分もあるかとも思う。でも、個人の物語は、常にその人を取り巻く文脈に影響を与え、また影響を与えられながら存在している。したがって、発達障害を本人の障害、本人の生きづらさに安易に帰すことなく、本人を取り巻く社会環境や時代の空気といったものに目を向けるための一つのヒントに、本書がなれば幸いである。それが、生きづらい現在の状況を相対化して、支援とはまた別の方法で、少し楽になるきっかけになるかもしれない。

このあとに続く序章以降の章は、それぞれが独立した構成となっている。順を追わずとも、どの章から読み始めてもよいので、気になったところから読み進めていただけたらと思う。

発達障害を人類学してみた　目次

序　章

発達障害を人類学する、
ということ

序章　発達障害を人類学する、ということ

1　発達障害とは

本書で扱う発達障害とはそもそも何だろうか。それが指し示すものを明確に表すことは、意外にもむずかしい。というのも、発達障害という言葉の意味をめぐっては（一）法的な、あるいは行政上の定義、（二）医学的な定義、（三）社会に広く流通している理解、の三つの層があり、それらが少しずつずれているうえに、それぞれが制度や基準の変更などに伴って変化し続けているからだ。

たとえば、（一）の法的な、あるいは行政上の定義をみてみよう。二〇〇五年に施行された発達障害者支援法では、発達障害をどのように定義しているだろうか。その第一章第二条に、「この法律において『発達障害』とは、自閉症、アスペルガー症候群その他の広汎性発達障害、学習障害、注意欠陥多動性障害その他これに類する脳機能の障害であってその症状が通常低年齢において発現するものとして政令で定めるものをいう」と書かれている。言葉だけではわかりにくいかもしれないので、政府広報の資料で提示された、この説明の図（図0-1）をみて

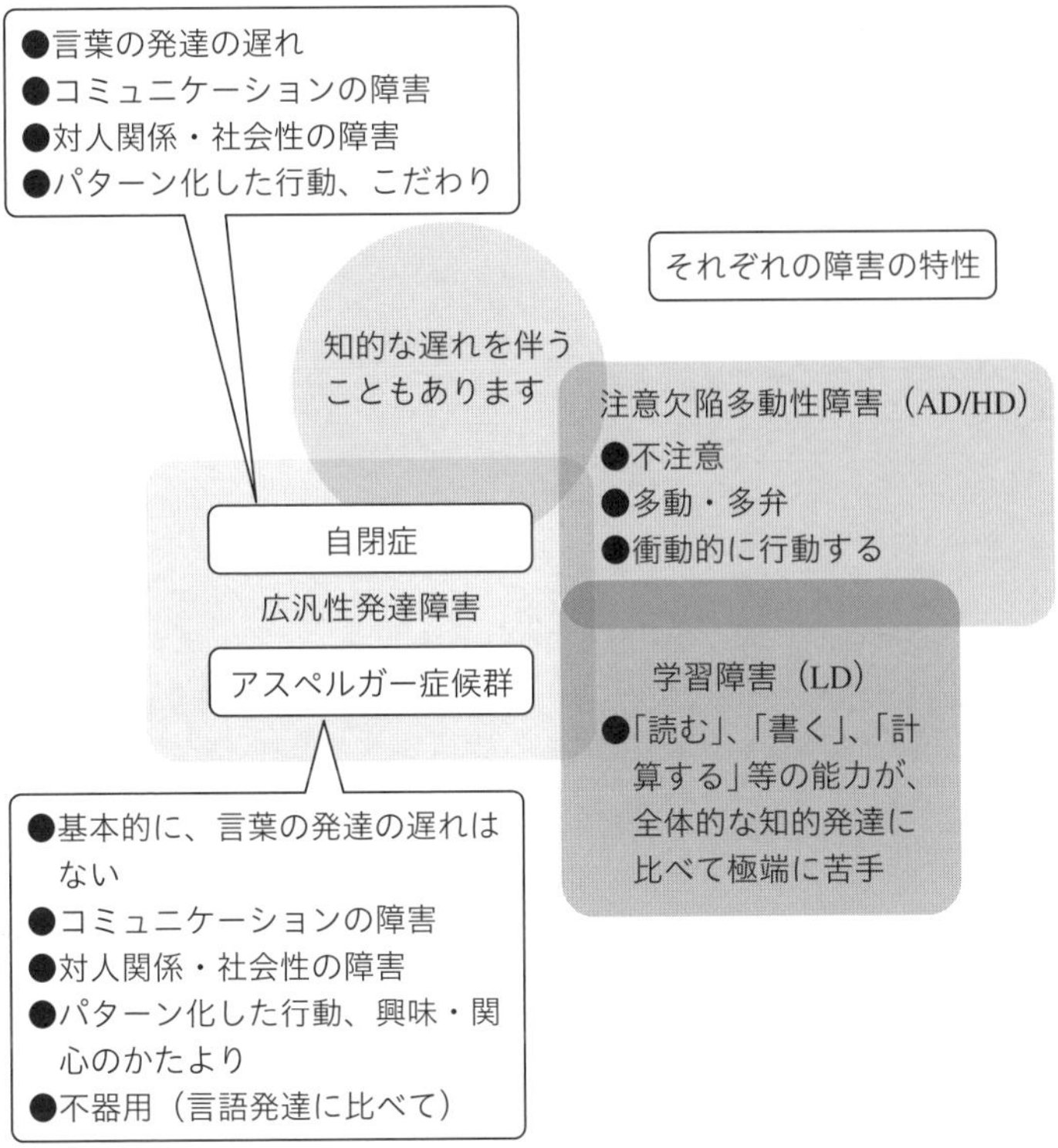
●言葉の発達の遅れ
●コミュニケーションの障害
●対人関係・社会性の障害
●パターン化した行動、こだわり
それぞれの障害の特性
知的な遅れを伴うこともあります
注意欠陥多動性障害（AD/HD）
●不注意
●多動・多弁
●衝動的に行動する
自閉症
広汎性発達障害
アスペルガー症候群
学習障害（LD）
●「読む」、「書く」、「計算する」等の能力が、全体的な知的発達に比べて極端に苦手
●基本的に、言葉の発達の遅れはない
●コミュニケーションの障害
●対人関係・社会性の障害
●パターン化した行動、興味・関心のかたより
●不器用（言語発達に比べて）

図 0-1　発達障害に関する法的な、あるいは行政上の定義（2005年）
〔厚生労働省（2005）：発達障害の理解のために．https://www.mhlw.go.jp/seisaku/17.html を基に作成〕

みる。すると、左側の「広汎性発達障害」という枠のなかに、「自閉症」と「アスペルガー症候群」という、特性の異なる二つのものが含まれているようにみえるのがおわかりだろうか。しかし、ここに書かれている「アスペルガー症候群」という言葉は、実は（二）の医学的な定義とし

ては、いまはもう使われていないのだ。医学的な定義は、世界保健機関（ＷＨＯ）の「国際疾病分類（ＩＣＤ）」やアメリカ精神医学会が出版している『精神疾患の診断・統計マニュアル（ＤＳＭ）』といった、医療者が使う疾病分類のマニュアルによって規定されている。発達障害者支援法が施行された二〇〇五年にはアスペルガー症候群が確かにＩＣＤにもＤＳＭにも記載されていたのだが、その後の改訂を経て、「自閉スペクトラム症（ＡＳＤ）」という、もっと大きな概念のなかに位置づけられるものとして規定されるようになり、アスペルガー症候群という言葉はＩＣＤおよびＤＳＭから消えたのだ。このように、法的あるいは行政的な定義が、最新の医学的な定義を反映しているとは限らない。

　もちろん、発達障害者支援法も作ったら作りっぱなしというわけではなく、およそ十年後の二〇一六年に改正されていて、それまではしっかりと位置づけられてこなかった大人の発達障害者に対する就労支援の拡充が目指されるなど、時代の要請に応じて変わってきているのだが、発達障害の定義についてはこのときは変更されなかった。ただ、改正時の社会保障審議会障害部会の資料を確認すると、この図が再掲されており、その下のほうに「トゥレット症候群や吃音（症）なども発達障害に含まれる」と注意書きが加えられているほか、参考として「自閉症スペクトラム障害（ＡＳＤ）：広汎性発達障害（ＰＤＤ）とほぼ同義」との記載が加えられている（図0-2）。つまり、定義を見直すほどではなかったが、発達障害という言葉が指し示す

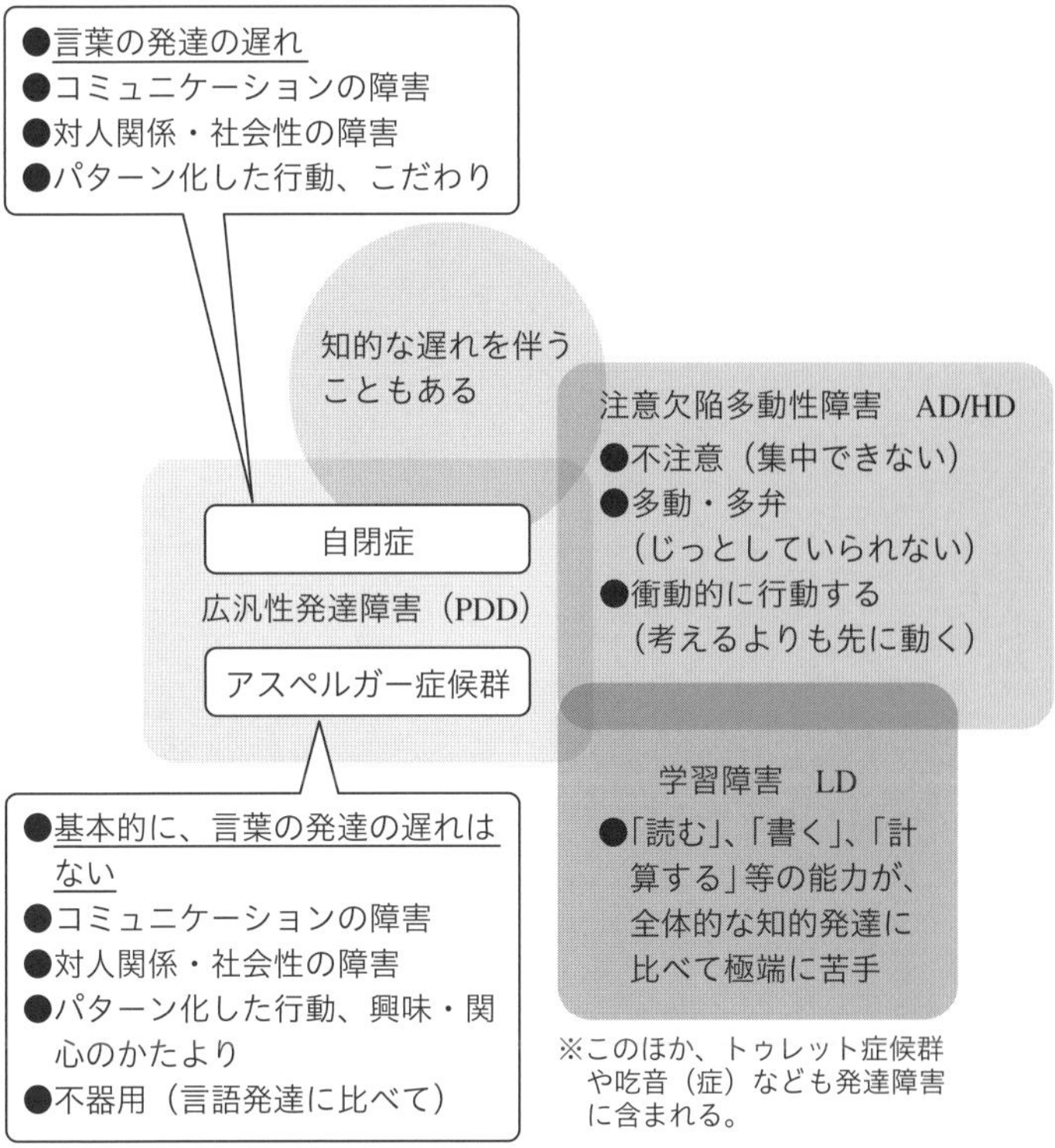
●言葉の発達の遅れ
●コミュニケーションの障害
●対人関係・社会性の障害
●パターン化した行動、こだわり
知的な遅れを伴うこともある
注意欠陥多動性障害　AD/HD
●不注意（集中できない）
●多動・多弁（じっとしていられない）
●衝動的に行動する（考えるよりも先に動く）
自閉症
広汎性発達障害（PDD）
アスペルガー症候群
学習障害　LD
●「読む」、「書く」、「計算する」等の能力が、全体的な知的発達に比べて極端に苦手
●基本的に、言葉の発達の遅れはない
●コミュニケーションの障害
●対人関係・社会性の障害
●パターン化した行動、興味・関心のかたより
●不器用（言語発達に比べて）
※このほか、トゥレット症候群や吃音（症）なども発達障害に含まれる。

（参考）発達障害に関連して使われることのある用語
・強度行動障害：激しい自傷や他害などがあり、特別な支援が必要な状態。
・高機能：知的な遅れを伴わないこと。
・自閉症スペクトラム障害（ASD）：広汎性発達障害（PDD）とほぼ同義。
・発達凸凹（でこぼこ）：発達の状態や能力に差異はあるが社会的不適応を示していないケースについて、「障害」や「発達障害」という言葉を使わず、表現するもの。

図 0-2　発達障害に関する法的な、あるいは行政上の定義（2016年）
〔厚生労働省（2016）：発達障碍者支援法の改正について．https://www.mhlw.go.jp/file/05-Shingikai-12601000-Seisakutoukatsukan-Sanjikanshitsu_Shakaihoshoutantou/0000128829.pdf〕

ものやその中身の用語の使い方について、十年間で少しズレが生じてきたということがここからもわかるのだ。

（三）の社会に広く流通している理解は、法的な定義や医学的な定義をある程度はなぞるが、この両者ほど厳密なものではないし、言葉のなかにさまざまなニュアンスも含む。アスペルガー症候群に関していえば、これがまだ診断名としてあった頃は、「アスペ」という略称が広く使われていた。とはいえ、必ずしもアスペルガー症候群の診断をもつ人を指していたわけではなく、もっと広く、コミュニケーションや対人関係に苦手さをもつ人を指す言葉として、現在の「コミュ障」に近い意味をもっていた。また、否定的なニュアンスを含めて他者をけなす言葉として「あいつ、アスペかよ」といった具合に使われることもあった。発達障害という言葉についても、社会に広く流通している理解としては、図0-1や図0-2の全体というよりは、左側のPDDのあたりを指すものとして使われることが多い。図中では「知的な遅れを伴うこともある」とされているが、一般的な用法では知的な遅れを伴っている場合を指して発達障害とよぶことはほとんどないといえるだろう。すでに社会に存在しているほかの言葉（ここでいえば知的障害）との意味の重複を避け、区別の意図をもって使われるためだといえる。

いろいろと細かいことを書いたが、要するに発達障害という言葉の意味をめぐっては、（一）法的な、あるいは行政上の定義、（二）医学的な定義、（三）社会に広く流通している理解、の

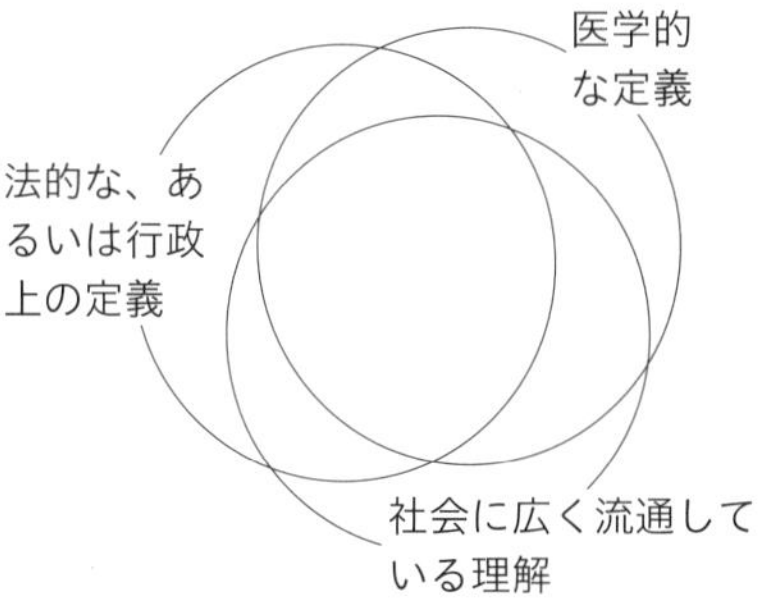

図 0-3　発達障害の多層性のイメージ

三つの層があり、それが少しずつずれているということがいえる（図0-3）。

さらにやっかいなのが、この一つずつの層が、時の流れのなかで少しずつ変化しているということである。先ほど、アスペルガー症候群がいまはもう医学的には診断名として使われていないと書いたが、これ以外にも、発達障害やそこに含まれるさまざまな障害を指して、これまで出てきては消えていったたくさんの言葉がある。たとえば、図0-1、0-2にある「広汎性発達障害（PDD）」は先述したDSMの更新に伴ってなくなり、ASDに含まれるかたちとなった。また、二〇〇七〜二〇〇八年頃までは、知的な遅れを伴わない発達障害全般を指して、軽度発達障害という言葉も広く使われていた。これは診断名でもなければ、明確にどこかで定義されているわけでもないが、知的な遅れを伴うケースとの区別を意図して、支援者や研究者も軽度発達障害という言葉を冠した論文や報告書を書いたりしていた。しかし、「軽度」という言葉が、本人の経験している生きづらさが軽いものであるかのような誤った印象を与えるとして、少しずつ使われなくなっていったのだ。

このように、発達障害という言葉は、その多層性（図0-3）と、各層の時間軸での変化が相まって、厳密な定義がとてもむずかしい。だから、私が自分の研究について説明するときには、発達障害について「自閉スペクトラム症（ASD）、学習障害（LD）、注意・欠如多動症（ADHD）を中核とした障害群」というようなざっくりとした説明で済ませていることが多い。本書でもこのように定義させていただき、必要に応じて補足していくかたちをとりたいと思っている。そんないい加減なことで研究として成り立つのか？　研究とはまず、対象を明確に定めるところから始まるのではないか？と思われる方もいると思う。でも、実際の現象としてその輪郭がブレたり変化したりしている以上、研究する側が何を発達障害とよぶかをあらかじめ設定してしまっては、実状をきちんと捉えることができない。文化人類学は、人々の生きられた経験と語りにアプローチしていく学問だ。病院で診断を得ているかどうかと、行政などによる公的な支援に結び付いているかどうかと、本人やその周りの人々が発達障害をどのように捉えているかは、必ずしもきれいに一致して重なるものではない。そのズレや歪みは、「この社会における発達障害というもの」の全体像を文化人類学的に捉えるうえで、見過ごしてはならない部分なのだ。

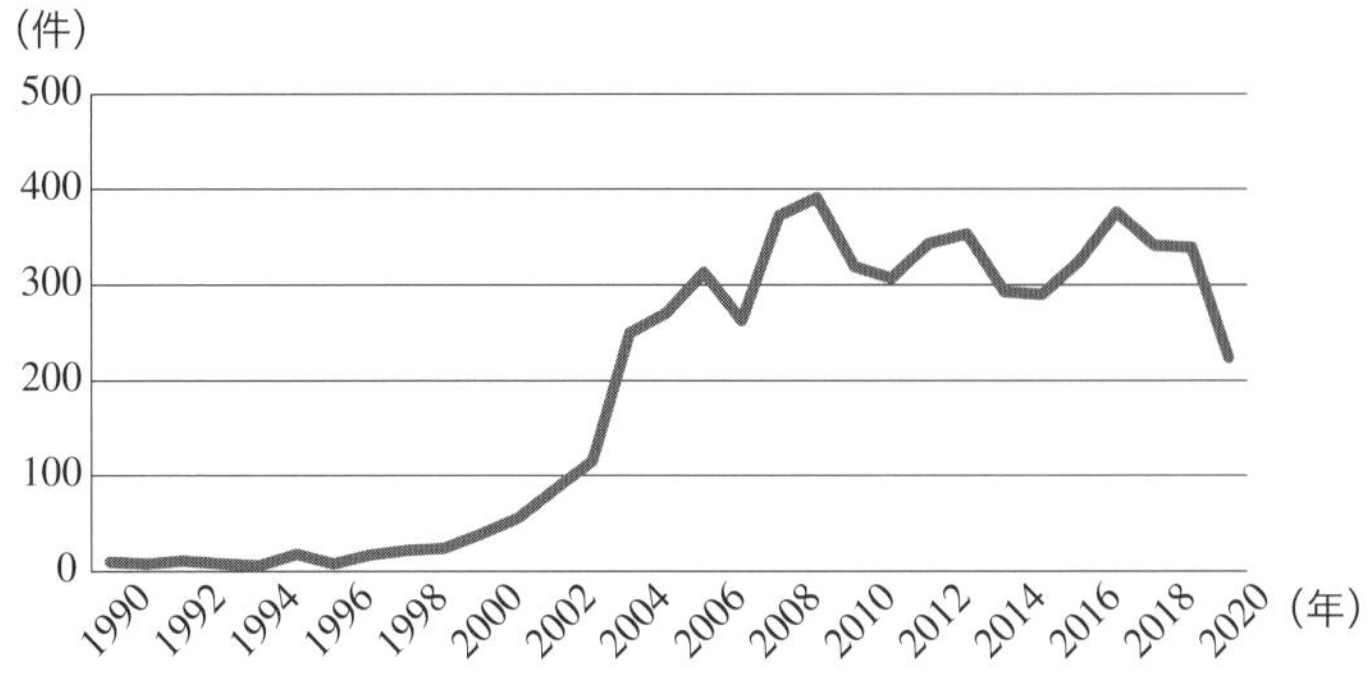

図 0-4　タイトルまたは本文中で「発達障害」に言及がある記事数（朝日新聞）

2　発達障害はどこからやってきた？

　ところで、発達障害は比較的新しい概念で、二〇〇〇年頃までは学校現場でもほとんど知られていなかった。それが、わずか十年ほどの間に急速に認知度が高まっていった。その様子を知るための一つの手がかりとして、朝日新聞のなかで、「発達障害」という言葉がタイトルまたは本文中に含まれる記事の数がどのように遷移していったのかをみてみよう（図0-4）。一九九八年頃までは多くても年間に二十本程度の記事しかなかったのが、二〇〇六年頃にかけて急速に増え、その後年間三〇〇件前後を推移していることがわかる。

　このように、比較的短い期間で発達障害という概念は社会に広まっていった。私が調査をしていたのは、二〇〇五年から二〇一二年頃にかけてなので、ちょうど社会的な認知度が高まっている時期だった。急速に社会に浸透したということは、いくつか重要な問題を孕んでいる。一つには、長期にわたる疫学的な調査がないまま広まったことで、発達障害をもつ人が人口のなかにどれぐらいいて、その人たちが長い目で見てどのような生きづらさを抱えて生きていくことになるのかということについて、はっきりとしたデータがないなかで、診断や支援制度の拡充がなされていったということである。そのため、当初は欧米をはじめとした諸外国ではどうなっているのか、という情報収集も広くなされていた。二つ目に、こうした状況下で急に多くの子どもたちが次々と「発達障害児」として学校教育のなかで切り出されていくことについて、発達障害がまるで感染爆発かのように急激に増えているような印象を与えたということがある。特性をもつ子どもたちはこれ以前もずっと存在していて、概念が広まったことで可視化されるようになっただけなのか、それとも本当に何らかの理由で増えているのか、という議論が盛んに展開されるようになった。この議論については第一章で詳しくみていく。

ところで、二〇〇〇年代に急速に発達障害という言葉が広まったと書いたが、これはこのタイミングで誰かが発達障害なるものを新しく〈発見〉したというわけではない。発達障害の中核となるＡＳＤ、ＬＤ、ＡＤＨＤの三障害についてはそれぞれ、これより前にさかのぼる歴史がある。

自閉症に関しては一九四〇年代にレオ・カナー（Leo Kanner, 1894–1971）とハンス・アスペルガー（Hans Asperger, 1906–1980）によってそれぞれ症例が報告され（Kanner 1943, Asperger

1944)、前者は牧田清志（1914-1988）に、後者は平井信義（1919-2006）によって日本国内に紹介され、さらに一九五二年には名古屋大学の鷲見たえ子（1926-）によって国内初症例が報告された（鷲見 1952）。このように日本に自閉症という概念が入ってきた当初は、牧田―平井論争という論争に代表されるように、カナーとアスペルガーのどちらの自閉症概念が「正しい」のか、また分裂病[注(1)]との関係はどうなのか、といった概念の同定をめぐる議論が精神医学の分野で盛んになされた時期だった。一方で、一九六九年には日本で最初の自閉症児のための情緒障害学級が作られ、支援も少しずつ拡充されていった。ただ、九〇年代に入るまでの自閉症はおおむね知的障害を伴う自閉症が前提とされていたといえる。日本児童青年精神医学会での自閉症に関連する発表をみてみると、九〇年代の後半において急速に、知的障害を伴わない高機能自閉症などへの関心が高まっていったことがわかる（高岡 2007）。

学習障害（ＬＤ）に関しては、アメリカの障害児教育の専門家であるサミュエル・A・カーク（Samuel Alexander Kirk, 1904-1996）によって一九六三年に最初に報告された。その五年後、牧田清志が日本国内におけるＬＤは人口の〇・九八％にすぎないと発表し、その理由を日本語

注(1)　小児期の統合失調症。分裂病という言葉は現在用いられていないが、当時の議論においては分裂病という言葉が用いられていたのでここではそのまま使っている。

の書字の仕組みの特異性にあるとした（Makita 1968）。この論文の影響から、国内におけるその後の学習障害をめぐる研究はなかなか進展しなかった。一方でＡＤＨＤに関しては、イギリスの小児科医のジョージ・Ｆ．スティル（George Frederic Still, 1868–1941）が一九〇二年に報告したのが最初だといわれており、器質的な原因が示唆された（Still 1902）。一九六〇年代に入ると、微細脳障害（ＭＢＤ）という概念が登場し、現在でいうところのＬＤやＡＤＨＤの症状をもつ多くの子どもたちはＭＢＤという括りで捉えられるようになった。しかし、実際に脳の微細な損傷が起きていることは確認されないまま、あまりに広い症例を包括する概念としてＭＢＤが用いられるようになったため、精神医学界で使用が控えられるようになり、一九七〇年代にはＭＢＤに関する研究などは急速に減少していった。結果的にＬＤとＡＤＨＤについては病因よりも症状に焦点をあてて捉えられる方向へとシフトし、初期のＤＳＭにも記載されるようになったが、国内では一九九〇年代までほとんど注目されてこなかった。医学界ではＡＤＨＤの存在そのものを疑問視する声などもあり、九〇年代に入って一般的なメディアで報じられるようになったことに牽引されるかたちで、定着に至ったとされている（佐々木 2011）。

いろいろと小難しいことを書いたが、発達障害の前身ともいえる概念といえば、医学界においては「小児分裂病」と「ＭＢＤ」だといえるだろう。教育界においては、自閉症や場面緘黙などの児童生徒の教育を担ってきた学級の名前でもある、「情緒障害」が前身ともいえるかもしれない。いずれにしても、みてきたようにそれぞれにそれなりの歴史があるＡＳＤ、ＬＤ、ＡＤＨＤを一括りにして「発達障害」という新しい概念ができてきた背景には、それらがそれまでの日本の福祉制度のなかでうまく位置づけられてこなかったという背景がある。日本の福祉制度は長らく、身体障害、知的障害、精神障害という三つの障害を対象にしていて、さまざまな支援制度はこの三分類を前提として成り立ってきた。発達障害に含まれるＡＳＤ、ＬＤ、ＡＤＨＤはこの三分類のいずれにも位置づけることができず、そのため診断を受けても、障害者手帳を取得したり既存の支援の枠組みにのったりすることがむずかしかったことから、「制度の谷間」にある障害として、何とか当事者のニーズに応える仕組みを作っていかなければならないという社会の要請から、一つのまとまりとして捉えられるようになっていったといえる。

このように、発達障害は日本の既存の福祉制度の設計を問題化するかたちで形成されてきたので、異なる医療・福祉制度をもつ国では必ずしも日本と同じ意味での「発達障害」という言葉はない。たとえばアメリカではＡＳＤとＬＤ／ＡＤＨＤはそれぞれ支援の根拠となる法的枠組みが別になっており、一般的な認識としてもこれらが一つのまとまりであるとは捉えられていない。「発達障害（developmental disabilities）」という言葉はあるが、成人に達する前に出現する発達の遅れを総称するもので、脳性麻痺なども含んでおり、日本の発達障害とは意味のズレがある。なので、私自身の研究においても、アメリカの学会などで日本の発達障害について発表するとき、常に developmental disabilities という言葉ではなく、「hattatsu shōgai」というローマ字表記を用いて、まずはその概念が指すものを説明しているが、「なぜASD、LD、ADHDが一つのまとまりになっているのか?」ということをさまざまな場面で聞かれる。これまで述べてきたように、それは日本における制度をめぐる歴史的な背景があるからで、個別の障害の診断基準についてはICDやDSMなどである程度スタンダード化されたものがあるにせよ、福祉制度におけるその位置づけや社会に浸透していく際の障害概念などに関しては各国や地域の経緯が大きく関わってくるということでもあるのだ。

3 発達障害を人類学する

さて、ここまで本書の主題である発達障害という概念について書いてきたが、それに医療人類学からアプローチする、ということがどういうことなのかについて考えていきたい。医療人類学は、文化人類学という学問領域のなかの一つの小領域と位置づけることができて、ごく簡潔にいえば、病、健康、障害、治療など広く医療に関わる分野を対象とした文化人類学的研究といえる。と、書いてみたが、前半はよいとして、後半の「文化人類学的研究」とは?と思われるだろう。でもこれを論じ始めると長くなってしまうし、本書を手にとってくれた読者の方々は文化人類学の定義に関心があるわけではないと思うので、あくまでも本書のテーマに沿って、考えてみたいと思う。いまや書店に行けば、発達障害に関する本は一つのコーナーになっているほどたくさん出ているが、その多くは医学、心理学、教育学の立場からのアプローチをとっている。医療人類学からのアプローチは、これらと何が違うのだろうか。また、発達障害について理解を深めるうえで、どのように役立つのだろうか。そのエッセンスと思われるポイントをいくつかあげてみたい。

(1) フィールドワークに基づく調査

医療人類学は調査方法として、文化人類学と同様にフィールドワークを行う。フィールドワークでは、長い時間をかけて調査対象となる人々とともに過ごし、彼ら／彼女らの生活や仕事の様子を見聞きし、時にはインタビューをし、その過程で得られる情報のすべてをデータとして扱う。私自身は二〇〇五年から二〇一二年頃にかけて断続的に（そのうち二〇〇八年から二〇一〇年は専業的に）フィールドワークを行った。日本の関東地方を中心に、当事者の自助グループ、親の会、啓発団体、小学校、療育施設などでボランティアスタッフとしてお手伝いをするなどしながら参与観察を行い、そのほかに医師や支援者などへのインタビュー調査を行い、関連する医学系の学会、シンポジウム、教員向け研修会などにも参加した。こうした調査の方法をとることで、現場の人々の生の声や日々の実践を拾い上げることができるのは、医療人類学の大きな特徴だといえるだろう。

（2）個別的な経験や語りを、文脈に位置づけて理解する

フィールドワークを通して、人類学者は現場で出会う一人ひとりの個別的な経験や語りを見聞きするが、そうしたミクロなデータを、さまざまな社会的・文化的・政治的・経済的背景に照らして読み解こうとする。たとえば、発達障害をもつある若者が仕事を探しているのに定職につけず苦労している、という個人的な物語の背景には、就労支援が充実していない、あるいはそうした情報が本人に届いていないといった制度的な課題や、周囲の理解が足りない、偏見があるといった社会的状況など、さまざまな要因が複雑に絡んでいることが想像できる。このように、個別的な経験や語りを、「こういう人がいました」と個人に帰すのではなく、その人がなぜそのような経験をし、そういう話を語ったのかを明らかにすべく、よりマクロな文脈のなかに位置づけて捉えようとするのが人類学の視点である。

（3）「障害の診断が下りていること」と「障害を生きるということ」

医療人類学には、「疾病（disease）」と「病い（illness）」を分けるという考え方がある（Kleinman 1988）。前者は生物医学的な基準によって規定されるもので、後者は病気をもって生きる患者

自身が経験するものだ。たとえば、血圧が一定以上に高いと、「高血圧」という疾病があるとされるが、病いとしての高血圧は、食生活の変化に対する苦しみ、「自分はもう若くはない」という悲観、血圧計によって常に自分の身体をモニタリングし薬でコントロールしなければという身体観の変化などをもたらしたりする。このように患者がその病気をどのように経験するかという病いの部分は、医学においては一般にあまり重要視されてこなかった。が、医療人類学は疾病と病いの両方を、またその間にある距離感を包括的に捉えることを大切にしている。発達障害に関していえば、疾病としての診断や治療だけでなく、本人が日々の生活のなかでどのように生きづらさと向き合い、医療や福祉との関わり方を決め、自身のアイデンティティのなかに位置づけていくのかといった病いの経験も同時に捉えていくということだ。

(4) 介入するためでなく、より深い理解のために

私がフィールドワークをしているとき、現場にいる人々からしばしば「この研究はどういうふうに役に立つんですか」と聞かれた。この場合、「役に立つ」というのは、たとえば新しい療育のプログラムを開発するとかいったように、直接的に発達障害をもつ人々の助けになる、という意味だと理解していたが、残念ながら医療人類学的な研究は一般的には現場にあまり直接的なメリットをもたらさない（なかには例外もあり、たとえば国際的なNGOなどと協力し、

開発途上国の医療の発展に深く関わりながら活動している医療人類学者らもいるが、全体としてみればこうした研究者らが医療人類学の主流であるとはいいにくい）。でも、直接的なメリットがないからといって医療人類学的な研究に意義がないわけではもちろんない。フィールドで起こっていたことを記述し、描出することを通して、そのフィールドとそこにいる人々に対する理解を深めようとするのが人類学の基本的な姿勢だ。発達障害が日本社会で広く認知されるようになっていった時期に、さまざまな立場の人々がそれをどう捉えて行動し、どのようなことが問題化されたのかを明らかにすることは、発達障害に関するより深い理解へとつながっていくものと思っている。

このような特徴をもつのが医療人類学のアプローチだが、その魅力についても少し触れておきたい。人類学の仕事はしばしば、making the strange familiar and the familiar strange という表現で表される。そのまま訳すと、見知らぬものを見慣れたものにし、見慣れたものを見知らぬものにする、ということである。つまり、異質な社会の文化や習慣などを研究して、それが実は私たちの生きる社会の様子ととてもよく似た見慣れたものであることを発見したり、逆に普段、当たり前のように私たちの周囲にあるもののなかに、異質なものを見出したりするということだ。よく引き合いに出されるのは、マーガレット・ミード（Margaret Mead, 1901–1978）というアメリカの人類学者が一九二〇年代にサモアで行った研究で、サモアの思春期の子どもたちは精神的な不安定さやストレスなどとは無縁であることを明らかにしたのだが、当時のアメリカでは思春期の子どもは自ずと不安定なものだと考えられていたので、それが実は当たり前ではないことがアメリカの読者に衝撃を与え、学校教育や家庭での関わりを見直すきっかけになっていった。このように、人類学的な研究には常に、調査者の立っている基点と、調査者が見つめる先にある対象とが反転する可能性をもっていて、それが魅力の一つにもなっている。発達障害に関していえば、「障害」について研究することが、ひるがえって「健常」とは何かを問うことにつながったり、「コミュニケーションに苦手さがある」というASDの特性についての理解を深めていくなかで、社会が求める「コミュニケーション力」の輪郭が見えてきたりするのだ。つまり、日本における発達障害を研究する、ということは、発達障害というレンズを通して日本社会を研究する、ということともつながってくる。よく知られているだまし絵の「ルビンの壺」（図0-5）のように、どちらを地と見て、どちらを柄と見るか、その視点を自由に反転させていくことができるのが、人類学のおもしろいところだと思っている。

4　調査者の立場性

反転、という先の話にもつながってくるのだが、私自身がどのようにこのテーマに出会い、

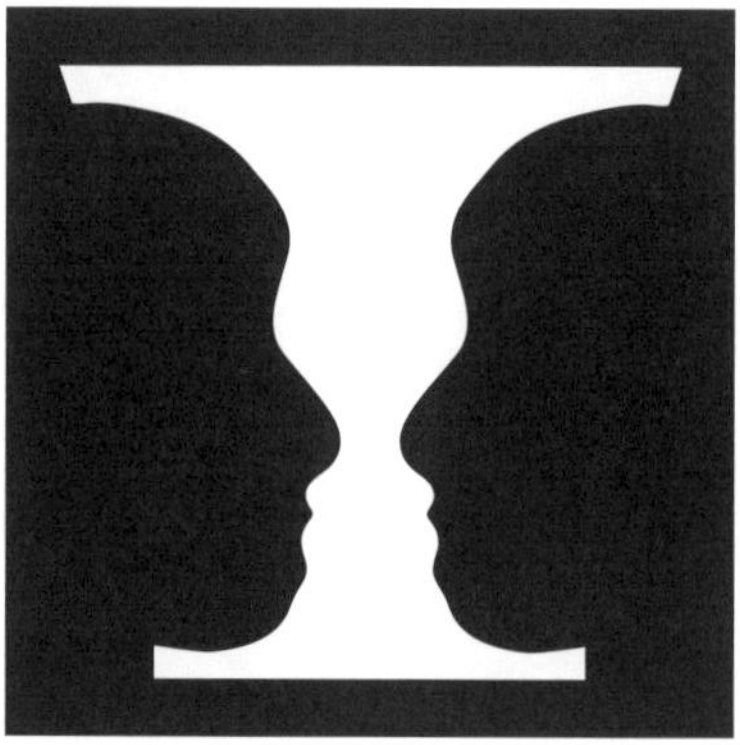

図 0-5　ルビンの壺

どのような立場性で調査を行っていたのかについても書いておきたい。フィールドワークを行っていた当時、私はアメリカの大学院に所属する大学院生だった。日本人で、アメリカの大学院に留学し、そこから日本に戻ってきて調査をし、その成果を英語で博士論文にまとめてアメリカに提出しに戻る、ということをやっていた。日本で調査をするのにどうしてわざわざアメリカの大学院に留学などしたのか、日本の大学でやればよかったじゃないか、と思われるかもしれない。でも、どうしてもいったん海外に出て、あえて外からの視点で母国を見、外の言葉で母国を語りたい、という思いがあったのだ。それは私が帰国生であったこととも関連していると思う。

幼稚園に入る前から父の仕事の関係でアメリカとスイスに暮らし、小学校六年のときに帰国したが、その後高校一年で再び父の仕事の都合で渡米し、大学入学を機に帰国した。行ったり来たりするなかで、カルチャーショックとよべるようなものも当然経験した。全く理解に苦しむような習慣や、不条理に思われるルールについて、「どうしてここではこんな決まりごとがあるのか」と感じても、自分がその内部にいるときには声を上げたり反発したりできないと感じていた。長い時間をかけてその社会に浸透している習慣というのは、そこに生きる人々の価値観と深く結びついていて、「なぜそうするのか」という問いを内側から投げかけてもナンセンスとして退けられてしまう。そんな経験から、外からの視点で日本をフィールドに研究をしたい、という思いをもつように至ったのだ。

発達障害というテーマには、個人的な関わりはなかった。私自身が発達障害をもっているわけでも、またそうした家族や身近な人がいたわけでもない。もともとの興味は、日本の学校のなかにいる、マイノリティ性をもつ子どもたちについて研究したい、というところにあった。それもまた、私自身が帰国生として日本の学校でマイノリティ性をもっていたところから来ていたのだけれど、帰国生を研究するのはあまりに自分自身に近すぎてむずかしさを感じ、また大学院に進学した頃にちょうど日本の学校現場で発達障害をもつ児童生徒が注目されはじめていたので関心をもつようになった。

こうして振り返ってみると、この研究は私にとって自省的なものであり、自分の生い立ちに回帰するような意味をもっていたことがわかる。人類学者が、自身の生まれ育った地域やコミユニティで行う研究について、ネイティブ・エスノグラフィーとよぶことがあるが、私はまさに当初は自分をネイティブ・エスノグラファーだと思っていた。

しかし、実際にフィールドワークをはじめてみると、「照山さんは発達障害のご家族がいたりするんですか？」などと、発達障害についての当事者性を問われることが多く、私が何の関わりもないことがわかると、非当事者という外ものと捉えられた。とりわけ印象に残っているのは、海外から発達障害の人が交流事業で来日したときに、私が支援団体のスタッフとして通訳を務めたことがあったのだが、その日の終わりに日本側の関係者から「国は違えど当事者同士でわかりあえた。非当事者のスタッフのみなさんも勉強になったと思います」と言われたことだ。わかりあうための橋渡し（通訳）をしたのは非当事者である私なのに……と、何ともいえない気持ちになってしまった。特に二〇〇〇年代後半の当時は、べてるの家の当事者研究が大変に注目されていたこともあり、当事者／非当事者という区別が大きな意味をもっていたように思う。いずれにしても私は次第に疎外感を募らせながら、「非当事者に何が書けるのか」という迷いを抱えるようになっていったのだ。

また、他方では、アメリカの大学院に所属していることから、アメリカの発達障害者支援などについて学んでいてそれを日本で活かしながら支援者になろうとしている人なのだ、という誤解をされることも多かった。実際のところは支援者を目指しているわけではないし、こうした思い込みに折り込まれている、「アメリカは発達障害者支援に関して進んでいる」という先入観についても思うところが多々あったのだが、誤解を解こうとして説明しはじめると、「え？支援者じゃない？……当事者でもないんですよね？(じゃあ何者なんですか？)」と相手を困惑させてしまうばかりだった。支援者は当事者をサポートすることができる。人類学者には、何ができるだろうか。フィールドワークで知りえたことをより広い文脈のなかに位置づけ、記述することを通して、発達障害に対する理解を深め……と先に書いたようなことを自分のなかで反芻しながらも、現場でいま困っている人、生きづらくて苦しい思いをしている人に対して、何の役にも立てない自分の無力さを痛感し、いっそ支援者を目指せばよかっただろうかと思い悩むこともあった。

要するにこれは、もともと研究を通してある種の原点回帰をもくろんでいた大学院生が、実際にフィールドに行ってみたら「発達障害非当事者」の「医療人類学者」という新たなアイデンティティの葛藤を抱えることになって迷走し、研究者としての自分の立場性を確立すべく自分探しをしながら行った調査だということだ。これ以降の章に私自身の話はほとんど出てこないが、こうした背景を含みおいてお読みいただけるとおもしろいかもしれない。

5　本書の構成

最後になったが、次章以降の本書の構成について簡単にご説明したい。

1章では、私が調査をしていた当時、議論になっていた「発達障害は増えているのか」という問いに焦点をあてて、発達障害の数や率がどのような論争を引き起こしたのかを追う。2章では発達障害の診断に着目する。診断については「行く病院によって診断がころころ変わる」といったことが本人や親からいわれており、診断が医師個人に依存し、確かさを欠くものとして語られてきたが、実際の診断がどのように行われているのか、またその不確かさについて医師自身はどのように捉えているのかをみていく。3章では学校現場に着目し、発達障害をもつ子どもたちの様子や教員の関わりについて描くとともに、学校を職場とする発達障害をもつ教員についても触れる。4章では発達障害児に対する支援の現場である療育施設のエスノグラフィーをもとに、「ケア」と「キュア」という概念を用いて論じていく。5章では成人の発達障害者に着目し、彼ら／彼女らの発信活動や自助グループでの活動などを中心に、発達障害をめぐる既存の言説とどのように関わってきたのかを論じる。最後の6章では、ひきこもりや依存症などほかのさまざまな生きづらさを抱える集団のなかに実は発達障害者が多く隠れているといわれることについて、インターセクショナリティという概念を用いて捉える糸口を探る。これらの各章は独立しているので、どの章から読み始めていただいてもかまわないし、関心のあるところだけ取り上げて読んでいただいても問題ないように構成している。

なお、プライバシー保護の観点から、本書に登場する人々の名前はすべて変更されている。また、年齢や職業などそのほかに本人を特定しうると考えられる情報についても、必要に応じて曖昧に書いたり変更したりしている。

文献

・Kanner L（1943）：Autistic disturbances of affective contact. Nervous Child 2：217–250〔牧田清志（1976）：Autistic Disturbances of Affective Contact―第1回．精神医学 18：777–797/ 牧田清志（1976）：Autistic Disturbances of Affective Contact―第2回．精神医学 18：897–906/ 十亀史郎・斉藤聡明・岩本　憲 訳（1978）：情動的交流の自閉的障害．In：幼児自閉症の研究．愛知，黎明書房，10–55〕

・Asperger H（1944）：Die“autitistichen Psychopaten”im Kindesalter. Arch Psychiatir Nervenkr 117：76–136〔冨田真紀 訳（1996）：子供の『自閉的病質』．In：フリス，ウタ 編著：自閉症とアスペルガー症候群．東京書籍，83–178/ 詫摩武元，他 訳（2000）：小児期の自閉的精神

病質．自閉症と発達障害研究の進歩 4：30–68〕
・鷲見たえ子（1952）：レオ・カナーのいわゆる早期幼年性自閉症の症例．精神神経学雑誌 54：566.
・高岡　健（2007）：自閉症論の原点―定型発達者との分断線を超える．東京，雲母書房．
・Makita K（1968）：The rarity of reading disability in Japanese children. American Journal of Orthopsychiatry 38：599–614.
・Still GF（1902）：Some abnormal psychical conditions in children. Lancet 1：1008–1013.
・佐々木洋子（2011）：日本におけるＡＤＨＤの制度化．市大社会学 12：15–29.
・Kleinman A（1988）：The Illness Narratives: suffering, healing, and the human condition. New York, Basic Books〔江口重幸・五木田　紳・上野豪志 訳（1996）：病いの語り―慢性の病いをめぐる臨床人類学．東京，誠信書房〕

第1章

「発達障害は増えているのか？」という問い

第1章 「発達障害は増えているのか?」という問い

二〇〇五年に調査をはじめた当初、私は右も左もわからないままフィールドに飛び込んでいったが、心のなかに漠然と抱えている疑問があった。それは「発達障害は増えているのか?」という問いだった。当時、発達障害をもつ児童生徒が注目されるようになり、メディアで盛んに取り上げられるようになっていた（序章参照）。このような状況を受けるかたちで、文部科学省が二〇〇二年に実態調査を行ったところ、通常学級に在籍している児童生徒のうち、およそ六・三%について発達障害がある可能性があるということがわかった（文部科学省 2022）。六・三%といえば、およそ一クラスに一〜二人といってもよいだろう。ただ、この調査は、小中学校の教員に対して、教え子である児童生徒について発達障害の可能性がありそうな行動特性などがみられるかを答えてもらったものだったので、専門家による診断ではないということが強調されたが、それでも通常学級にこれほどの割合で困り感を抱えている子どもたちがいるらしいということは、衝撃をもって受け止められた。それまでの学校現場にもこうした子どもたちがずっといて、発達障害という言葉が知られていなかったがために、人知れずいろいろな困難を抱え込みながらも、「落ち着きがない」「勉強ができない」などと言われながら学校生活を送っていたのだろうか。それとも、何らかの原因があって急速に増えてきたのだろうか。こうした疑問は当時、医療・福祉・教育の関係者だけでなく、多くの人々に共有されていたものだった。そして私もまた、その問いに関心を寄せながらフィールドワークをはじめたのだった。

「発達障害は増えているのか？」という問いが当時なぜ興味深いものだったかというと、その本当のところは誰にもわからなかったからだ。「発達障害」という括りでの長期にわたる公衆衛生的な調査はその当時まだなくて、過去からその時点までの数値の変化を把握することはできない状況だった。その一方で、診断や支援を求める子どもの数が増えているということを示す短期的なデータはたくさん発表されていた。たとえば、神戸市では二〇〇一年から二〇〇二年にかけて、発達障害に関する相談件数が四四五件から二、三四四件へと急増しており、仙台市でも二〇〇二年から二〇一二年にかけて相談件数が倍増していることが報告されていた（神戸市子ども家庭センター 2005, 2012／仙台市北部発達支援センター・仙台市南部発達支援センター 2013）。このほかの各自治体も同様の状況にあり、医療機関にかかりたくとも予約がとれない、支援もひっ迫している、ということが次々と報告されて、全国的にリソースの拡充が急務とされている状況のなかで、「どうして急にこんなことになっているのか」という疑問が現場の関係者から出てくるのは自然な流れだった。このような相談件数の増加傾向は、二〇一〇年代中頃には各自治体で安定していき、そのまま現在まで推移しているので、当時の混乱は過去の一時的な話であって、この問いを再訪することにあまり意味はないと思われるかもしれない。現在ではある程度安定した有病率もわかるようになり、疫学的なデータも蓄積されてきているので、もう終わったことなのでは、という見方もあるだろう。それでも、当時「増えているのか否か」という問いを基点として発達障害の実体や原因をめぐってさまざまな議論がなされたことを、振り返っておくことには意味があると思う。そうした議論が、現在の私たちの発達障害に対する考え方を形成する大きな要因にもなっているからだ。なので、その頃にどんな議論が交わされていたのか、それが発達障害に対するどのような理解の枠組みを作り上げていったのかをみていけたらと思う。

1　答えのない問い

日本発達障害連盟によって毎年刊行されている『発達障害白書』という出版物がある。その二〇一〇年版では、「いま、発達障害が増えているのか」という特集が組まれていて、およそ五千人の児童生徒、保護者、学校関係者、専門家などから回収したアンケート調査と四十件のインタビュー調査をもとに、結果を報告している。そのなかで、教育現場で働く人々の間で発達障害が増えているという実感があることに触れたうえで、それが「真」の増加か、「偽」の増加か、という問いが投げかけられている。「真」の増加とは、多くの子どもたちが数年前の子どもたちにはみられなかった症状を呈しているというような意味での増加だが、「偽」の増加とは、「発達障害の概念の確立と普及、また発達障害の診断基準の変化や乱用によって拡大された」(p.11)増加の実感である、としている(日本発達障害連盟 2009)。つまり、「偽」の増加という考え方は、子どもたちは変わっていないのに、その子どもたちを分類して捉える枠組みや方法が変わったことで、子どもたちがあたかも変化したかのように表象される、ということを問題視している。とはいえ、現実と表象の関係はそれほど明確に切り分けられるものでもなく、どちらかといえばコインの両面のようなものだ。「真」の増加は、数字による表象を通してしかわかりえないが、数えるという行為は特定の人々を分類的なカテゴリで括って、抽象化された数字へと還元することであり、そこには自ずとカテゴリの恣意性が含まれることから、現実をありのままに反映しているのかという問いはどこまでも残る。いずれにしても、この「真」「偽」の区別は、仮に増加が「真」であったなら、大変なことなのでなんとかしなければならない、という切迫感に裏づけられたものと読める。つまり、社会のなかに生きる人々を捉えるための数値というものは、さまざまな政治的、財政的、制度的な要請と深く関わってもいるのだ。『発達障害白書』でこの研究を実施した調査者らは、増加が「真」か「偽」か、どちらなのかを結論づけるにはまだ判断材料が不足しているとしている。

ところで、この調査の報告会を開催したときに、二百五十余名の報告会参加者らにも増加原因の予想を立ててもらったという。そのなかで多かったものが五つあげられている（p.4）：

・診断基準の変化（発達障害の概念が広がった）
・障害観の変化（保護者の間で、発達障害への抵抗が薄れた）
・教育制度の変化（特別支援教育の充実と、教育への期待が高まった）
・育児能力の低下や子育てへの不安
・未熟児医療の進歩や低体重出生の増加

私自身も調査を進めるなかで出会った方たちに「発達障害が増えているという実感はありますか？ そうであれば、それはなぜだと思いますか？」という趣旨の質問をしてきたが、ほとんど場合において答えは「はい」であり、その原因としてあげられるのは前記の五つのうちのいずれかだった。特に発達障害児の親は障害観の変化を要因としてあげることが多く、医療者は周産期医療の発達による未熟児医療の進歩をあげることが多かった。ただ、見ての通り、このなかには「真」の増加を示唆するものと「偽」の増加を示唆するものが入り混じっており、増えている、という言葉がさまざまなかたちで解釈されていることが考えられる。次でもう少し詳しく、そのあたりをみていこう。

2 可視化された障害：啓発団体などの立場

私がフィールドワークで多くの時間を費やした親の会や啓発団体においては、発達障害は二〇〇〇年代において可視化されるようになった、というのが基本的な考え方だった。可視化されるようになる以前も発達障害の特性をもつ子どもたちはいて、学校現場のなかで「変わった子」「ちょっと違う子」などといったかたちで捉えられてきたという理解だ。実際、自分が発達障害をもっていると知らないまま学校を卒業し、成人してから診断を得た当事者らは、学校で学習についていけないことや同級生とうまく関係が作れないことについて一人で悩んでいた経験について語っている（**第5章**参照）。発達障害が可視化されるようになったということは、このように一人で人知れず悩んできた子どもたちが診断を得て、見える存在、数えられる存在になっていったということだ。とある啓発団体の方は、この点についてはっきりと、「文科省が通常学級に在籍する子どもたちの六・三％に発達障害があるって言ってたでしょう？　十年、二十年前に同じ調査をやってたら、もちろんそれは現実にはできなかったんだけど、もしやってたら、当然同じ結果が出たと思いますよ。出なかったらおかしいですよ。証明されてるんだから、疫学調査とかそういうもので」と話してくださった。啓発団体の活動は、社会の認知度を高め、教育や就労のサポートを求めて政治に働きかけることに注力していたことから、まさにこの可視化に向けて大きな一役を買ったといえるだろう。

ちなみに、「証明されてるんだから、疫学調査とかそういうもので」というのは、海外の調査のことを指している。この方に限らず、当時の啓発団体の関係者の方々は海外、とりわけ欧米の発達障害に関する調査研究に精通している印象だった。インタビューのなかでも、「アメリカでは子どもたちの十%がADHDだ注(1)って聞いたけど、日本ではもっとずっと少ないから、(日本には)スクリーニングにひっかかってこない子どもたちがたくさんいるのかもしれない」といったような話題が何度も出てきた。実はアメリカはアメリカで、ADHDの過剰診断が問題視されていたりもして、有病率などの数値の妥当性は争点にもなっていたのだが、それでも何の過去のデータもない日本からみれば一つのベンチマークである。啓発団体の方々は、こうした諸外国のデータを活用しながら、発達障害がある程度普遍的な有病率をもつものであること、日本においてもそうした子どもたちの存在を可視化することが重要であることを強く印象づけていたといえる。

ところで、話は少し横道にそれるが、「発達障害が増加しているのでは」という議論は日本に特有のものでもない。一九九八年にイギリスのウェイクフィールド博士という医師がLancetという学術誌に発表した論文で、乳幼児に打つMMRワクチン(麻しん・おたふくかぜ・風しんの三種混合ワクチン）が自閉症の症状の発現と関連があることを示した（Wakefield 1998）。これはのちに複数の研究によって反証されたのが、子どもにMMRワクチンを打つと自閉症になる、という誤解が欧米で広まり、「普通の」子どもがワクチンを打ったら急に発話がなくなって全く変わってしまった、といった（真偽のほどはわからない）経験談が出回った。結果的に、ワクチンの接種控えが起こり、イギリスのMMRワクチン接種率は九十二％から七十三％に下落、アメリカなどでも同様の傾向がみられた。しかもこの影響は少なくとも二〇一〇年頃まで残っていて、私が調査をしていた頃も英語圏では結構話題になっていたのだが、日本で発達障害の啓発団体や親の会の関係者にこの件についてどう思うかを尋ねてみても、そんな話は聞いたことがないという人も多く、また知っているわずかな人たちは、欧米の親たちがなぜそんな噂を信じるのか理解に苦しむ、といったような反応だった。日本国内では関連する報道もほとんどなく、声明文などを出した関係団体も私が知る限りではなかった。おそらくこうした関心の薄さの最も大きな原因は、MMRワクチンが日本では別の副反応をめぐる問題で一九九

注(1)　これはおそらくCDC（アメリカ疾病予防管理センター）が出していたデータで、二〇一一年に四歳から一七歳の子どものADHDの有病率が約一一％と報告されたものに基づいていると思われる。なお、現在でもこの数値は大きくは変化しておらず、二〇一六年から二〇一九年のデータで三～一七歳の有病率は九・八％とされている（CDC 2022）

三年以降実施されてこなかったことにある。いわば対岸の火事だったのだろう。また同時に、先に書いたように、その頃日本では欧米の発達障害の有病率などの統計的なデータを、ある意味で拠り所にしながら、国内の発達障害に関する啓発活動に取り組んでいる最中だった。拠り所にしているその数値が仮にワクチンなどの後天的な要因によって大きく変動することがあるとなれば、日本での増加について「可視化によって欧米の水準に追いつきつつあるだけ」というストーリーが危うくなってしまう。海外の事情に明るかった日本の啓発団体で、こうしたワクチンをめぐる騒動があまり表立って話題にならなかったのは、そうした背景もあったのかもしれない。

話を戻すと、日本における発達障害はこれまで可視化されていなかった子どもたちが可視化されるようになっただけ、という考え方は、親の会や啓発団体だけでなく、マスメディアや教育・福祉分野の専門職にもおおむね共有されていた。こうした団体に関わる人から、この考え方に対する疑念を私が聞いたのは、フィールドワークをしている期間で一度だけだった。二〇一一年のことで、特別支援教育が本格的に施行されてから四年が経ち、発達障害に対する認知度もだいぶ高まったときのことだった。一般向けのシンポジウムで、とある啓発団体の代表者の女性が登壇したのだが、質疑応答において客席に座っていた聴衆の方が手をあげて、発達障害の増加についてどう考えるか、と問いかけた。彼女はそれに対して、増えているというのは印象の問題であって実際は以前から発達障害をもつ人々はいたということ、多くの啓発団体の尽力などによってそうした人々が可視化されているだけであることを説明した。男性はうなずき、その質疑はそれで終わったのだが、シンポジウムのあとに私がその女性に話しかけると、「ここだけの話」と前置きをしてから、声を低めて「啓発の力だけじゃないいんじゃないかって時々思うんですよね」と言った。「ほかにも何かあるのかも……食べ物とか健康とか環境ホルモンとか……最近の子どもたちの育てられ方がちょっと違うんじゃないかなって。わからないですけど。私たちが育ってきた時代は、コンビニの食べ物もなかったし、夜中に蛍光灯の下で宿題することもなかったし。もしかすると、ちょっと思いもよらないかたちで発達障害が増えているのかもしれないなって」と続けた。

発達障害を、食事や睡眠などの子どもの生活習慣と関連づける捉え方自体は、当時珍しいものではなかった。私がフィールドワークのなかで参加したさまざまなシンポジウムや研究会のなかには、たとえば東京の都市化が進むなかで子どもたちが大自然に触れて遊ぶ場が少なくなっていることが発達障害の増加につながっているとして、田舎で動物と触れあったら発達障害は治ります、と高額な田舎遊びツアーを親たちに売りつけようとするようなものもあった。そうしたものに触れるにつけ、私は、発達障害関連業界の拡大が怪しいビジネスの展開をも伴っていて、困っている親たちにつけこんでいることを、とても残念なことだと思っていた。主流の啓発団体の見解からすれば、発達障害の有病率は都市部でも地方でも一定のはずであり、田舎のライフスタイルのほうが発達障害をもつ子どもにとってストレスが少ないということはあったとしても、それで「治る」などというようなものではないとされており、私もまたそのように考えていた。だからこそ、先ほどの登壇者の女性がシンポジウム後に私に話してくれたことは衝撃的だった。私は彼女とそれまでにも何度も接触したことがあり、ある程度気を許してくれていたからこそ、こうした（彼女の所属する啓発団体の見解とは異なる）個人的な印象を語ってくれたのだと思う。が、この出来事は私にとって、「発達障害は増えているのか」という問いがどれほど一筋縄ではいかない問いで、拮抗する考え方が個人のなかにも団体のなかにも共存しているのかということを実感させられるものだった。

3　子どもとの関わり方を問題化するバックラッシュ

このような啓発団体をはじめとする主流派の言説に対して、批判的な言説もまた登場してきていた。二〇一二年五月、大阪市の家庭教育支援条例案が、インターネット上で物議をかもした。条例案のなかに、次のような文言があったのだ。

（発達障害、虐待等の予防・防止の基本）

第一五条
乳幼児期の愛着形成の不足が軽度発達障害またはそれに似た症状を誘発する大きな要因であると指摘され、また、それが虐待、非行、不登校、引きこもり等に深く関与していることに鑑み、その予防・防止をはかる

(伝統的子育ての推進)
第一八条
わが国の伝統的子育てによって発達障害は予防、防止できるものであり、こうした子育ての知恵を学習する機会を親およびこれから親になる人に提供する

要するに、この条例案は、発達障害が幼い頃の愛着形成に起因していて、またそれを「わが国の伝統的子育て」によって予防できる、と言っているのだ。これに対して、日本自閉症協会や日本発達障害ネットワークを含む複数の啓発団体が反対声明を出し、発達障害は先天的な脳機能の障害であって親の愛情のかけ方などによって引き起こされるものではなく、また特定の子育て方法によって予防できるものでもないとした。この条例案に書かれていることは誤りであるばかりでなく、あたかも発達障害が育て方の問題であるかのような印象を与えることで、

不必要に親を追い詰めるものであるとして、インターネット上で文字通り「炎上」したのだ。朝日新聞や読売新聞などの大手新聞もこの議論を取り上げ、この件は広く知られるところとなっていった。当時の大阪市長であった大阪維新の会の橋下徹も「発達障がいの主因を親の愛情欠如と据えるのは科学的ではない」とTwitterで批判した。市議会の動きは素早く、その後一週間もたたずに条例案を「たたき台のたたき台」であったと説明しつつ謝罪し、その後再検討するとしていったん撤回することとなった。

この一連の騒動のなかで、当時明星大学の教授だった高橋史朗の名前があがった。高橋は、保守的な家族観・子育て観を提唱する親学推進協会の理事長だったのだが、この親学推進協会という団体は、全国で定期的に子育て中の親を対象とした講座を実施したり、親学アドバイザーという認定資格を創設したりと幅広く活動しており、二〇一二年頃にはとりわけ発達障害と子育ての関係について多くの発信を行っていた注(2)。高橋は二〇一〇年には『脳科学から見た日本の伝統的子育て—発達障害は予防、改善できる』という本を出版し、近年の子どもたちは共感と自制心に欠けるとして、共感や他者の痛みに対する理解は母親の愛情から、規律や秩序に対する理解と自制心は父親の愛情から学ぶべきものだと主張している。共感と自制心の欠如とは、暗に自閉スペクトラム症(ASD)と注意欠如・多動症(ADHD)のことをそれぞれ指していて、これらの発達障害の原因を家庭での子育てとしつけのあり方にあるとする主張だ。

また、ＡＳＤがある子どもに対して高橋は、ビー玉や折り紙、お手玉などの「伝統的」な遊びをし、テレビやインターネットから離れることが効果的であるとも書いている（高橋 2010）。総じて、高橋が提唱する子育て方法は、古くて固定化されたジェンダー観に裏打ちされているばかりでなく、両親が子育てに対して多大な（現代においておよそ現実的とは思えないほどの）時間と労力をかけることを求めているように思える。実際、高橋は政府により少子化対策基本方針など、母親が子育てをしながら就労を続けられるよう働きかけていくような施策に対して非常に批判的だ。利便性と効率性を重視するような施策によって、母親が子どもと過ごす時間が短くなり、親子間のコミュニケーションが減ることで、家族としての絆が損なわれ、子どもを愛することのできない親を作り上げている、という論を展開している。要するに、高橋の主張では、発達障害とは、母親が家庭の外で長時間働くようになり、子どもとの「伝統的」な関わり方をしなくなったことによる、必然的な弊害である、ということだと解釈できる。そして大阪市の条例案が問題となったとき、条例案策定の背景に高橋と親学推進協会がいるのではないか、ということが指摘され、親学推進協会自体がそれに応えるかたちで声明を出し、その事実を認めたのだ。

注(2)　親学推進協会は二〇一二年に解散している。

発達障害の発現と子育ての方法の間に関係を見出す考え方は、高橋一人の思いつきというわけではなく、この時期、ほかの論者らによっても展開されていた。たとえば澤口らは著書『発達障害を予防する子どもの育て方―日本の伝統的な育児が発達障害を防ぐ』（2010）において、発達障害は遺伝的な要因が大きいとしながらも、二歳までの子育ての方法を変えることで大きく症状を緩和できるものであると主張している。具体的には、テレビなどのメディア利用を控え、親が声を出して子守歌を歌い、おんぶひもを使うことで母親の体に密着させる時間を増やすなどの方法があげられ、イラストとともに紹介されている。また、一九五〇年代頃までは祖母や兄弟姉妹が一つ屋根の下で暮らしていたことを引き合いに出して、こうしたことが母親の子育てスキルの向上に役立っていたことを示唆している（澤口 2010）。親学にも共通することだが、「伝統的」な子育てに対するノスタルジックな視点が特徴的といえる。これらの論者にとっては、発達障害の増加とは、現代の家族のあり方、子育てのあり方と深く関わっているものとして捉えられていたのだ。

家庭での養育ばかりではない。学校教育についても、たとえば宮崎隆太郎は著書『増やされる障害児―「LD・ADHDと特別支援教育」の本質』（2004）において、障害児教育に長年携わってきた経験から、特別支援教育の導入とそれに伴うさまざまなプログラム化された支援方法の確立について、強く批判している。こうした制度は、ただ単に特定の基準にあわせて子どもたちを障害児の枠組みにあてはめて機械的に対応しているに過ぎず、個々の子どもたちの生活や思いに寄り添って人間的なコミュニケーションをはかりながら彼ら／彼女らが地域でともに生きる方法を模索してきたこれまでの障害児教育とは相容れないものだとしている。具体的な例をあげると、自閉スペクトラム症をもつ子どもに対して絵カードなどを用いてコミュニケーションをとる方法について、その場では一定の効果があるかもしれないが、本来は何度でも何度でも時間をかけて言葉によって語りかけなければならないという。そういう地道な働きかけによって、親子が言葉を通してコミュニケーションをとるための関係性の素地を作れるのであって、安易な「なんとかプログラム」のようなもので目先の効果だけを追いかけてはいけない、と説いている（宮崎 2004）。宮崎は障害児のインクルーシブ教育に尽力してきた教育関係者で、これまでにあげてきた保守系の論者たちとは立ち位置が異なるのだが、発達障害をめぐる新しい動向に対して、愛情に裏づけられ、時間をかけた人間的な関わりの必要性を説くところに、共通する部分がないだろうか。教育や福祉の現場からこうした声をあげたのは宮崎だけでなく、徳田（2007）などほかにもおり、私自身のフィールドワークにおいても、ゆるやかなまとまりのある言説という印象だった。

4 議論の争点

このようにみていくと、バックラッシュ陣営はおおむね、さまざまなライフスタイルの変化や新しい制度・政策の導入によって発達障害が増えている（あるいは増やされている）という立場をとっていることがわかる。これは、発達障害を先天的なもの・一定の有病率があるものとする啓発団体などの立場とは異なるが、両者は発達障害が増えている・いないの一点において対立していたというよりは、それぞれの立場をとることによって目指すところが異なっていたと捉えることができる。啓発団体の立場は、いま・ここで困っている子どもたちとその親たちのための制度作りを目的とするなかで、発達障害という概念に確固たる枠組みを与えなければ世論を動かせないという必要性も背景にあったのだといえるだろう。他方では、発達障害の増加をある種の社会問題として捉え、なぜそれがもたらされているのか、どう対処したらよいのかをさまざまな政治的な立場から批判的に捉える人々もいたということだ。こうしたせめぎ合いのなかで、いくつか、発達障害がどういうものかという概念形成につながっている論点が出てきたことを整理しておきたい。

(1) 主人公は子ども

ここに紹介した一連の議論のなかで、発達障害がほとんど子どもの障害とされていることに違和感をもたれた読者もいるだろう。実際のところ、当初は発達障害をもつ人とはほとんど発達障害「児」のことであり、成人の当事者は遅れて注目されるようになった。子どもが先に注目されたのは、教育現場における支援ニーズが高く文部科学省が実態把握などに積極的に動いたことや、親の会などが広く啓発活動をしたことが関わっていると考えられるが、いずれにしても子どもの障害である、というイメージは強かった。子どもといえば、次世代の社会を担っていく存在であり、日本の未来の象徴だ。そんな子どもたちのなかに、新しい障害がみられるようになり、しかもその数が急速に増えているように思われることは、日本社会のあり方や未来に向けたその変化に対する不安や憂慮と容易に結びつけられることが想像できるだろう。**第5章**で詳しく書くが、二〇〇〇年代は発達障害が少年犯罪と関連づけて語られることも多く、犯人の動機がはっきりしなかったり理解しがたかったりする際に、発達障害がそれを説明するためのキーワードとしてあがってくるような状況もあった。未来を担う世代に何が起こっているのか、その「わからなさ」は、より大きな意味での先行きの不透明さとも重なり合っていたとみることができるだろう。だからこそ、「発達障害は増えているのか」という問いに対し、ここにみてきたように生活習慣や人間関係のあり方、伝統といった社会全体の変化に関わる問題から帰納的に答えを導き出そうとする動きが出てきたのだと考えることができる。

（2）先天的な障害であること

啓発団体などの主流派の言説と、そのあとにご紹介したバックラッシュ陣営の言説とがぶつかり合うとき、主要な争点の一つとなっていたのが、発達障害は先天的か後天的か、というところだ。現在、一般に発達障害は「先天的な脳機能の障害」ではあるが、後天的な環境調整や薬物療法などで本人のつらさを一定程度緩和することはできる、と考えられている。しかし、このような理解に落ち着くまでは、ここでみてきたようにもっと先鋭的に先天的か・後天的かということが問われていた。啓発団体などは当初から一貫して「先天的な脳機能の障害」ということを強く主張していた。これは、有病率が一定であるという主張とも関わっていたし、発達障害になることが本人のコントロールできないものであるがために、公的支援の拡充が重要という考え方にもつながっていた。他方、ここで紹介したように、親子関係やメディア利用など、本人の身近な生活環境に関する要因が発達障害やそれに類似した症状を後天的に発生させているという指摘は多くなされてきた。もしその通りならば、環境を調整することによって発達障害を予防したり治療したりできるということを示唆しているわけで、逆にいえば「予防できない・治せない人（とその家族）は努力が足りない」という自己責任論にも簡単に陥ってしまう危うさがある。また、そういった自助努力によって予防・治療できるようなものであれば、社会のなかでの有病率は国や地域によって異なり、時間の遷移とともに増えたり減ったりする可能性もある。このように、先天的か後天的かという議論は、病理学的な問いにとどまらず、社会としてどういった方法で介入をすべきなのかという大きな問題に関わってくるものでもあったのだ。

（3）親という立場

先に書いた大阪の条例案が「炎上」したとき、条例案を批判した人々からは、誤った発達障害観が親たちを追い詰める、という指摘があがった。確かにこの条例案は親たちに対していわば、あなたのお子さんが発達障害なのは愛着形成に問題があるからですよ、とか、子育ての方法が間違っているんですよ、と言っているようなものなので、親は強い自責感をもってしまうだろう。実際にこの頃、私がフィールドワークをしているなかで出会った親たち（とりわけ母親たち）は、「何が悪かったのか」「どうすればよかったのか」と自問自答しながら悩み、支援者らに「お母さんのせいではないですよ」「こう育てればこうはならなかった、というようなものではないんですよ」と説明されて、頭では理解しても、感情的には拭いがたい自責感をもち続けているようにみえた。その背景にはしばしば、理解のない家族や親戚が「あなたのせいでこの子は……」と母親を責めているエピソードがあったり、学校や公共の場所での子どもの問題行動に際して、周囲からの冷たい視線が母親に注がれる経験があったりした。このように母親たちが経験する社会的スティグマは、発達障害を一元的に親の責任に帰すという誤解・無理解からきていたため、大阪市の条例案に対しては、そういった世論を助長してしまうという危機感が煽られたのだといえるだろう。しかし、同時に、親が発達障害をもつ子どもの療育においで大きな役割をはたすという理解のもとで、適切な関わり方を親自身が学ぶためのペアレント・トレーニングの講座などもこの時期に出てきていた。また、私のフィールドワークのなかでも、啓発団体の代表らが政治家に対して陳情書を渡す場面に同席しているとき、「母たちはこれを問題だと感じています」「母たちはこれを要望します」などと、「母たち」を主語にして話されるのに驚いたこともあった。親、特に母親は、発達障害児にとって最も身近なケアラーであることが多く、そのため啓発や介入において一定の当事者性をもっているが、その当事者性がどういった質のものか、ということをめぐるせめぎ合いが、この時期のこうした議論のなかにみてとれるのだ。

(4) 問いに戻って

これまでみてきた議論を踏まえて、冒頭の「発達障害は増えているのか」という問いに立ち戻ってみたい。ある集団の規模を数字で捉えようとすることは、実はとても政治的な営みだ。その集団が、特別支援教育や社会福祉など国のリソースの配分を要請する性質をもったマイノリティ集団の場合は、特にそうだといえる。発達障害は、未来の社会を作っていく子どもたちの障害という理解が当初あったので、なおさら、さまざまな思惑が錯綜した。数値的なデータというものは、解釈や意味づけや偏見とは無縁の、客観的で科学的なものだと思われがちなのだが、実際のところはそうとも言い切れない。人口に関する統計は、その取り方によってさまざまな小集団を捉え、私たちが暮らす社会とはどういう人々によって構成されているのか、という理解を形成してもいるのだ。発達障害をもつ人たちの集団の規模とその変化を数字で捉えることは、社会全体のなかに埋もれているその人たちの存在を切り出し、確かさを付与するということでもある。

イアン・ハッキング（Ian Hacking 1936–2023）というカナダの哲学者が、「ループ効果」という考え方を提示している。これは、人の集団を捉えるある分類が広く社会に認知されて制度化されると、そこに属する人たちやその周辺の人たちの経験や行動を変化させて、結果としてその分類自体に影響を及ぼす、というものだ（Hacking 1999）。発達障害においても、社会的な認知度が高まり、特別支援教育などの制度的な仕組みが整うに伴って、新たに診断を受けたいという人が増え、それがさらなる可視化や社会的スティグマの低減につながっていく。こうした一連の流れのなかで、発達障害をもつ人たちの生きづらさやニーズに対する理解が深まるかたちで、その分類自体がゆるやかに変化をしていくのではないだろうか。本章でみてきたような、発達障害という概念の輪郭が議論を通して明確になっていく様子は、まさにそのプロセスのようにも思える。その意味では、先にあげたような「真」の増加・「偽」の増加の区別はとても曖昧なもので、増加に伴って真偽を切り分ける分類の枠組み自体も変化しながら、現在私たちが理解しているところの発達障害が形成されてきたのだと、いえるのではないだろうか。

文献

・文部科学省（2002）：通常の学級に在籍する特別な教育的支援を必要とする児童生徒に関する全国実態調査.
・神戸市子ども家庭センター（2005, 2012）：神戸市子ども家庭センター事業報告「笑顔を求めて―神戸の児童支援―」.
・仙台市北部発達支援センター・仙台市南部発達支援センター（2013）：平成25年度事業概要.
・日本発達障害連盟（2009）：発達障害白書2010年版．日本文化科学社，東京.
・Wakefield AJ, Murch SH, Anthony A, Linnell J, Casson DM, Malik M, et al.（1998）：Ileal-lymphoid-nodular hyperplasia, non-specific colitis, and pervasive developmental disorder in children. Lancet 351：637–641.

・ＣＤＣ（アメリカ疾病予防管理センター）（2022）："Data and statistics about ADHD,, Atlanta. Georgia, Center for Disease Control and Prevention（2022. 8. 14 閲覧：http://www.cdc.gov/ncbddd/adhd/data.html）
・高橋史朗（2010）：脳科学から見た日本の伝統的子育て―発達障害は予防、改善できる．千葉，モラロジー研究所．
・澤口俊之・金子 保・片岡直樹（2010）：発達障害を予防する子どもの育て方―日本の伝統的な育児が発達障害を防ぐ．東京，メタモル出版．
・宮崎隆太郎（2004）：増やされる障害児―「ＬＤ・ＡＤＨＤと特別支援教育」の本質．東京，明石書店．
・徳田 茂（2007）：特別支援教育を超えて―「個別支援」でなく、生き合う教育を．東京，現代書館．
・Hacking I（1999）：The Social Construction of What? Massachusetts, Harvard University Press〔出口康夫・久米 暁 訳（2006）：何が社会的に構成されるのか．東京，岩波書店〕

第2章

診断という
不確かなモノ

第2章　診断という不確かなモノ

発達障害は、子どもの場合は三歳児健診や就学前健診などでのスクリーニングで、あるいは保育所・幼稚園や小学校で受診を勧められて、診断に至るケースが大半だ。成人の場合は、仕事など生活のいろいろな場面で生きづらさを抱えて受診し、発達障害があることがわかる、ということが多い。いずれにしても（児童）精神科や心療内科、発達を専門的に診てくれる病院などにかかることによって診断に結びつくわけだが、私がフィールドワークをしていた二〇〇五年頃から、こうした診断の信頼性について患者側から疑問の声があがることがあった。「いくつかの病院に行ったけれど、行くところによって診断が違う」「あの先生はＡＤＨＤの診断を乱発する」など、病院や医師による診断のブレが指摘され、「私は〇〇っていう病院に行ってるけど、あそこは良いよ」といった情報とともに当事者会や親の会などで共有されていた。診断が下りるかどうか、またどういう診断名なのかは、その後の学校選択や支援制度の活用、障害者手帳の取得などに関わるだけでなく、本人の自己認識やそれに基づく他者との関わり方などにも大きな影響を及ぼすものなので、診断にブレがあるというのは本人にとっては大きな問題となる。そこで本章では、医療者をはじめとする専門家の間で、こうした診断の不確かさがどのように捉えられているのかをみていきたい。

1　発達障害の診断

発達障害の診断は一般に、検査と問診を通して行われる。検査は、ＡＱ-Ｊ、ＡＳＲＳといったスクリーニングテストのほか、ＷＡＩＳという得意・不得意な分野がわかる知能検査や、Ｍ-ＣＨＡＴといった乳幼児について保護者が記入するものなどいろいろな種類があって、かかる病院によってこうした複数の検査を場合に応じてさまざまなかたちで組み合わせて使っている。問診においては、現在の生活の様子などに加えて、子どもの頃はどんな様子だったかなどといった成育歴についても聞き取りがなされる。また、患者が子どもの場合は、診察室のなかで自由に遊んでいる様子を行動観察する場合もある。このようにして得られた情報から総合的に判断して、世界保健機関（ＷＨＯ）の国際疾病分類（ＩＣＤ）やアメリカ精神医学会が出版している精神疾患の診断・統計マニュアル（ＤＳＭ）の診断基準に照らし、診断が下りるという流れになっている。この一連のプロセスは通常、初診日の一日で完結するものではなく、何回か病院に通い、場合によっては診断が下りるまで数か月かかることもある。

こうしてみると、発達障害の診断はとても手軽とは言い難いプロセスであることがわかる。

スクリーニングテストなどで、「その疑いが強いな」ということがわかったとしても、「疑い」だけでは診断はできない。その理由はいくつかあるが、一つには、一定の数値のみによる診断基準がないということがあるだろう。たとえば「ＢＭＩの数値がいくつ以上だから肥満」「血糖値がいくつ以上だから糖尿病」というように、病気によっては数値的な基準が明確に定められていることがあるが、発達障害はそのような単一の指標によってわかるものではない。一例として、ＤＳＭ-5における自閉スペクトラム症の診断基準をみてみると、次のようになっている（American Psychiatric Association 2013）注(1)。

1．複数の状況で社会的コミュニケーションおよび対人的相互反応における持続的な欠陥があり、現時点または病歴によって、以下のすべてにより明らかになる。
　1．相互の対人的—情緒的関係の欠落
　2．対人的相互反応で非言語コミュニケーション行動を用いることの欠落
　3．人間関係を発展させ、維持し、それを理解することの欠陥
2．行動、興味、または活動の限定された反復的な様式で、現在または病歴によって、以下の少なくとも2つにより明らかになる。
　1．常同的または反復的な身体の運動、物の使用、または会話

2. 同一性への固執、習慣への頑ななこだわり、または言語的、非言語的な儀式的行動様式
3. 強度または対象において異常なほど、きわめて限定され執着する興味
4. 感覚刺激に対する過敏さまたは鈍感さ、または環境の感覚的側面に対する並外れた興味

3. 症状は発達早期に存在していなければならない（しかし社会的要求が能力の限界を超えるまでは症状は完全に明らかにならないかもしれないし、その後の生活で学んだ対応の仕方によって隠されている場合もある）。

4. その症状は、社会的、職業的、または他の重要な領域における現在の機能に臨床的に意味のある障害を引き起こしている。

5. これらの障害は、知的能力障害（知的発達症）または全般的発達遅延ではうまく説明されない。知的能力障害と自閉スペクトラム症はしばしば同時に起こり、自閉スペクトラム症と知的能力障害の併存の診断を下すためには、社会的コミュニケーションが

注(1)　DSM-5による自閉スペクトラム症／自閉症スペクトラム障害の診断基準をもとに、例示部分などを割愛して抜粋した。

全般的な発達の水準から期待されるものより下回っていなければならない。

これをみていくと、「異常なほど」とか「並外れた」など、どこからどこまでがそうだといえるのかの判断がむずかしそうな指標がたくさんあり、一回の測定でわかるような数値的な基準とは違って、じっくりと時間をかけてみていかなければわからないようなものだということがよくわかる。また、もう一つは、現在の様子だけでなく、時間的な推移が重視されているということがある。いまある状態が「持続的」か、「発達早期」で発現しているか、など、時間のなかでの経過を知らなければ判断できない項目がいくつもあり、成育歴などをしっかりさかのぼることが診断にとって大切だということがよくわかる。加えて、いまみられる症状が本当に発達障害からきているのか、もしかするとほかの疾患などによって引き起こされているのではないか、ということを見極めることも必要になってくる。5. に知的障害との違いの見極めについて書かれているが、これ以外にも、発達障害を疑うような特性が現れるケースはある。ADHDだと思ったら、よく調べてみると実は気分障害だったとか、虐待を受けている子どもで発達障害に似たような行動特性が出ていたということもある。その違いを明確にする鑑別という手続きのためには、追加でさまざまな心理検査や身体的な検査を行うこともあるが、医師が何度かの診察にわたって時間をかけて患者のことを知り、症状の継続性などについて把握する必要があることも多い。さらに、発達障害にはいわゆる「グレーゾーン」とよばれる、一定の特性はあるが診断未満の状態がある。発達障害か／定型発達かはゼロか一かで捉えられるものではなく、「スペクトラム」ともいわれるグラデーションになっていて、特性の強弱がある。そのため、発達障害の傾向はあるが、ＤＳＭなどの診断基準に照らすと、厳密には発達障害という診断には至らない、という場合があるのだ。このあたりを見極めるためにも、時間をかけたていねいな診断が必要になってくるといえるだろう。

2　医師にとってのわからなさ

このように、診断のむずかしさがわかってくると、実際に発達障害を診ている医師らは、こういったむずかしさをどのように経験し、どのように捉えているのかが気になってくる。そこで、二〇一六年から二〇一七年にかけて、発達障害を診ている医師たちにインタビュー調査を実施した。インタビューをした医師に次のインタビュー対象の医師を紹介していただくという、スノーボールサンプリングという方法を使って九人の医師注(2)にご協力いただき、診察が終わったあとの病院などにお邪魔して、一人ずつ四十分から九十分ぐらいかけてお話を伺ったのだ。医師は発達障害の診断・診療にあたってどんなときに迷い、不確かさを感じるのか、ということに関心があったので、なるべくそういった話題にアプローチできそうな質問を考えておいた。

たとえば、診断基準についてどう思っているのかとか、ＤＳＭなどに照らして「典型例」といえる患者といえない患者について、どのように診療方針を考えていくのかとか、最初に決めた診療方針を変えるときはどのようなときか、といったようなことを尋ねてみた。その結果、発達障害の診断・診療は、さまざまな「わからなさ」と折り合いをつけながら行っていかなければならないものだということが明らかになった。

（1）空間的な要因によるわからなさ

まず一つは、診察室という閉じた空間のなかで患者を診ていると、その向こうに広がるその人の生活環境についてのわからなさがある、ということだ。発達障害の患者は、学校や職場での人間関係がうまくいかない、上司や同僚とうまくコミュニケーションがとれない、といった悩みを抱えていることが多く、そういう状況を改善していくには周りとの調整がカギとなる。そのためにはまず、そこで何が起こっているのかを知らなければいけないが、患者本人は、何がきっかけでどういう行き違いがあって問題が起こっているのかがわからないからこそ困っている、ということも多いので、本人の話から状況の全体像を理解するのは大変だ。そこで起こっていることを患者の話を手がかりに想像しつつ、学校や職場としっかり連携しながら情報共有や環境調整をしていかなければならない。学校や職場が対応してくれない、障害について理解してくれない、といった問題について、インタビューした医師たちの多くは電話や手紙などの手段でなんとか周囲に働きかけようと積極的に動いていており、特に成人よりも子どもを診ている医師はそういう傾向が強いことがわかったが、患者を取り巻く人たちを動かすのはなかなかむずかしい。学校で不適切な療育が行われていて、それに対して働きかけを行ってもきちんと対応してもらえなかったことから、トラブルにつながった経験があると話してくれた医師もいた。

また、診察室という空間だけが医師と患者の接点なので、ある時突然患者が外来に通うのをやめてしまうと、どうにもできない。ある医師は、そのように急に来なくなってしまった患者について、「ほかのドクターにかかってその子がハッピーになってお母さんがハッピーになってたらいい」と願いながらも、どうしているのか心配になってしまうと話していた。そういうことが起こらないようにするためにも、コミュニケーションを大切にして、診察室の外に広がるその人の生活環境を想像し、対話のなかで「今日はこれを聞いて帰ったぞっていう『お弁当』

注(2)　発達障害は一般に、精神科医や児童精神科医の領域だが、症状が重いケースや特殊なケースを除くと定期的な診療については家庭医・総合診療医や小児科医、産業医も担っている。この調査では「発達障害を診ている医師」という括りでインタビューのお願いをしたため、応じてくださった医師の専門はさまざまだった。

を一つ持たせて」外来から帰したい、という思いを話す医師もいた。

(2) 時間的な要因によるわからなさ

もう一つ、医師たちの「わからなさ」に関わることとして、時間の問題がある。患者の現在の様子についてはわかるが、実際の診断には先に書いたように過去の成育歴をさかのぼっていく必要がある。特に成人の場合は、そういう情報が得づらいケースもままある。「(本人が) 五十代であったりとか…そうすると親御さんも八十とかで、で、九州からよぶのはちょっと、とか。(中略) 診断基準上は幼少時のエピソードが必須になっているじゃないですか。それを本人の話でよしにするか、第三者の話を入れないといけないかというところで分かれますよね」と一人の医師が語っていたが、親が高齢化していてなおかつ遠方に住んでいる場合、何十年も昔の様子をさかのぼって、発話の時期や行動面での目立った特性があったかなどを詳しく聞き取ることはむずかしい。この医師は、受け持っている患者のなかに何人かこうしたケースがあって、確定診断はつけられないけれどほぼそうであろうと考え、病院のスタッフなどもその疑いが強いという視点をもつことでスムーズな関わりが可能なのだという。

発達障害の早期発見・早期療育ということがいわれるようになって、いまの若い世代は子どもの頃に親とともに受診する場合が多く、そうしたケースではこのように過去を振り返って聞き取りをすることのハードルはないが、逆に未来の見通しが立てづらいという問題はある。インタビューをしているなかで、複数の医師が、発達障害の患者の長期的な予後についてのデータがまだ少なく、今後どのように成長していくのかという見立てが立てづらいということを話していた。見立てが立てづらいのは、子どもの成長、発達の仕方には本質的に不確実な要素が多いということもあるが、より多くの患者を長期的に診てきた経験があれば、経験に裏打ちされた勘のようなものがあって、多少はそうした見立てが立てやすくなるというものでもあるらしい。なので、もともと子どもだけを診ている小児科の医師などは、精神科の医師に意見を求めて長期的な展望の手がかりにすることもある、と話していた。いずれにしても、いま目の前にいる患者について、そこに至るまでの過去を知り、そこから先の未来を想像して診療することのむずかしさがあるといえそうだ。

(3) 技術と経験によるわからなさ

最後に、医師自身の技術と経験の問題がある。「何が定型発達かわからないと、どこからが発達障害かってわからないじゃないですか。だから少なくとも正常な子どもの発達っていうのをある程度経験していることが一つ」とある医師が話していたように、医学教育のなかで学んだことを実際の臨床で実践する際には、たとえばよく動き回る子どもがただ元気なだけなのか、それとも「精神医学でいうところの多動の状態」なのかを判断するには、現場において感覚としてそれを学んでいくほかない。先に書いたような、発達障害か、それ以外の何かなのかという鑑別がむずかしい場合は、なおさらこういった経験がモノをいうのだという。なので、まだ経験の浅い若い医師は、患者について医療者間で意見交換をするケースカンファレンスなどの場で、先輩医師などから直接的にフィードバックやアドバイスを受けて学ぶこともあるのだそうだ。それでも、すべての知識やノウハウを言葉にして伝えることはむずかしいという。

やっぱり言葉で伝えるというより、見て盗むみたいなところがあると思うんですよ。われわれがやるべきことはベテランの先生の外来を横で見ることだと思うんですよ。それでどういうところを見てその先生は判断して、どういう言葉かけをしているか。そういうのはやっぱりアートな部分っていうか。医療におけるアートとサイエンスってよくいわれますけど、科学的なものより芸術的なものなのかなと思いますね。

と一人の医師は話していた。

ただ、言葉やデータでは表せないそうしたアートな部分には、自然に医師本人の性格や考え方、これまでの学びの傾向などが多少反映されるところもある。ある医師は、知人の医師について「わりとＡＤＨＤを拾ってくる」という言い方をしていた。その医師は注意欠如・多動症（ＡＤＨＤ）の患者を多く診ているということだけれど、なぜそういうことが起こるのかというと、「治療者が拾う特質」というものがあるのだそうだ。ＡＤＨＤに関心をもって文献をたくさん読んでいたり、あるいは医師としてまだ若い頃に際立った印象を残すような患者との出会いがあったりして、その後の臨床や患者との関わり方に大きな影響を与えることがあるのだそうだ。

このように、診察室という空間のみを通して患者と関わることによる「わからなさ」、これまでの成育歴を辿ったり予後についての見立てを行ったりと長期的な視点を求められることについての「わからなさ」、医師自身の技術や経験に起因する「わからなさ」など、発達障害を診ている医師たちはさまざまなわからなさと折り合いをつけながら臨床を行っている。ＤＳＭをはじめとした診断基準はあっても、実際に発達障害の診断が下りるプロセスやその後の診療方針にはさまざまな不確かさが内包されているのだ。

こうしたことから、医学界のなかでも、特に二〇〇〇年代後半には発達障害の診断の恣意性が問題視され、診断が濫発されることに対する懸念の声があげられていて、私がフィールドワークをしていたときにも、これを「診断のインフレ」「発達障害ブーム」という言葉で表現する医師にたくさん出会った。児童精神科医の滝川一廣は、二〇〇七年に『そだちの科学』という雑誌のなかで、「『一切合切何もかも』は極論としても、たとえばケースカンファレンスで少し不適応や逸脱の目立つ事例が提示されると『発達障害の可能性はないか？』の意見がきっと誰かから出てくるなど、以前にはなかった現象で（ひところは『人格障害ではないか？』だったが）、メンタルな失調にであったとき何であれ『発達障害という目で眺めてみよう』という臨床スタンスが明らかに広まって」いる、と書いている（滝川 2007）。

発達障害の可能性を積極的に精査してみる、という臨床のあり方をさらに後押ししたのは、発達障害をもつ患者がさまざまな二次障害をもって外来を訪れているという状況だったのだろうと思う。つまり、気持ちのコントロールが上手くできないとか、人と接することが怖いとか、睡眠がしっかりとれないとかいったような、それ自体では発達障害の一般的な特性ではない困り感をもって外来にやってくる人たちについて、よく調べていくと実は背景に発達障害があった、ということがある。二次障害とは、「本来の発達障害の特性から由来したものではなく、子どもの生育過程で影響を受けた家庭や学校などの人的・物的環境によって二次的に生じた症状」（作田 2022）のことだ。特に二〇〇〇年代後半頃は、子どもの頃に発達障害という診断を得ない状態で成長していった人たちが、成人してからさまざまなメンタル面での不調を訴えて受診し、結果的に背景に発達障害があるということがわかったというケースが多く、「重ね着症候群」（衣笠 2007）とよばれたりもしていた。一見したところではわからないところに、実は発達障害が隠れているかもしれない。二次障害への理解に基づくこうした懸念は、鑑別のむずかしさなどとも相まって、精神科医療での発達障害ブームをさらに後押ししたのではないだろうか。

3　診断の先にあるもの

こうしてみると、発達障害の診断・診療には多くの不確かさがあるように思える。それでも、私がフィールドワークのなかで出会った、あるいはのちにインタビューをさせていただいた医師たちが診断を出す際、一つ大きな指針というか、判断の基軸となっていたのは、「この人のいまの生活において、診断が必要か」「診断を出すことで、この人の生活はよくなるか」という観点だったように思う。診断が下りれば、子どもの場合は投薬治療を開始したり、療育プログラムなどに通い始めたりすることで、状況を改善できるかもしれない。大人の場合はジョブコーチをつけてもらって職場での適応を促したり、障害年金を受給したりもできる。こうした支援施策は必ずしも医療が提供するものではなく、公的な福祉制度や民間企業が提供するサービスなども含んでいるが、医師たちは、診断書を出すことで患者をどのような社会資源に結びつけることができるのかをよく知っているし、それを一つの大きな指針としている。逆にいえば、本人が普段の生活にほとんど支障をきたしていなかったり、支障をきたしていてもそれが診断の有無とは違ったレベルで解決可能なことだったりすると、あえて診断をつけるということには消極的な様子も見受けられた。これは、医療者ではない人にとってはちょっと意外なのではないかと思う。一般に、現代の日本社会に生きる私たちは、医学に対して純然たる科学というイメージをもっていて、個々の患者の暮らしぶりだとか診断をどれぐらい必要としているかといったこととは無関係に、研究のなかで蓄積された生物医学的なデータとエビデンスを基に実践されるものだと考えがちだ。しかし、実際のところは、発達障害の診断に関していえば、個別の生活環境と支援の利活用を踏まえた、社会的な判断だということがいえる。つまり、診断のその先に、患者にとってどんな生活の変化があるのか、ということを捉えているのだ。

たとえば、ある医師は、小学校に入学する年齢の子どもに診断を出したとき、その子どもが入学する予定だった自治体の教育委員会が特別支援学校への入学を強く勧めたことについて異議を唱え、通常学校に入学して支援員を配置するようはたらきかけたという。その子どもは発達障害ではあるが、長い目で見れば適応はよくなっていく可能性が高いと思われ、そのように教育委員会に伝えたものの、「小学校は特別支援学校で、中学校から通常の学校に戻るということもできる」といわれたのだそうだ。しかし、その医師は、いったん特別支援学校に入学したら本人の状態に関わらず通常の学校に戻ることは困難になってしまうことを懸念し、「長い目で見て、その子がどう育って、どう社会に出ていくのか」を考え、いまの本人にとって最適な支援が得られるよう働きかけたのだという。

また、診断を得たあとの患者側の受容の問題もある。あるケースでは発達障害と診断した子どもについて、その母親は本やインターネットでいろいろと勉強し、療育プログラムなどを受けさせることに前向きになっていたが、同居している祖父母がそれを許さないということがあったそうだ。「うちの家系に限ってそんなことはない」と言って、孫に障害があること自体を認めたがらない祖父母に対して、担当の医師は何度もていねいに説明して納得をしてもらったという。本人や周囲が診断をどのように受け止めるかということは、その後どのような支援に結びつくかに大きく関わる。障害と聞いた瞬間に、患者によっては大きなショックを受け、「施設で一生暮らしていくというイメージが先行しているような」受け止め方をする場合もある。そういった誤解を解き、よりよい方向にその人の生活が変わっていくことも、発達障害の診療の大事な一部だと多くの先生たちは捉えていた。

こうした「診断のその先」を考える視点は先生たちにとって、時に葛藤にもつながる。ある医師は、親とコンタクトがとれず成育歴を辿れない患者について、このように話している。

ご本人申告で診断までつけるかどうかというのは悩ましくて、年金とかいろいろな問題が生じてくるから……たとえばこの人自閉症スペクトラム障害（ママ）だって診断して、就労困難な場合に、じゃあ年金を取得できました。五年間さかのぼって受給しちゃうと、何十万円なんてもんじゃないよね、何百万単位で発生してくるんですけど、その辺がやっぱり本人からだけの情報だとちょっと問題があるかなっていわれてることもあって、基本的に確定診断をつける場合はご本人だけじゃなくてご親族の情報も得てからと思ってることもあって、なかなか確定診断ができないんです。

もともと、先に書いたように、家族などから成育歴を聞き取ることは、自閉スペクトラム症の診断において必要なプロセスなのだが、この人についてはそれがどうしてもとれない。そういった場合でも、診断のニーズが強ければ、医師によっては本人の話をおもな材料として診断に踏み切ることもあるとのことだが、この医師はその点について慎重になっている。その理由は、診断の正確さというよりは、障害年金の受給などで大きなお金が動くことにあるのだ。医師の書いた診断書があれば、開く扉があり、下りるお金がある。診断書というものがもつ社会的な力を熟知しているからこその葛藤だ。

ところで、診断が下りたあと、多くの場合に患者は定期的に病院に通い続ける。こうした定期的な診療のなかで、具体的にどういったことをサポートしているのかを医師たちに尋ねてみると、本人の障害理解を助けることと、学校や職場などでの環境調整を実施するための働きかけが主だという。もちろん、急に大きく調子を崩してしまったりしたときは入院などの対応をすることもあるが、おおむね、長期間にわたって患者の人生に寄り添いながら伴走し、さまざまな転機を乗り越えていくのをそばで見守りながらサポートするような診療の仕方だ。そう考えると、通院を終えるタイミングとはどのように訪れるのだろうか。インタビューのなかで尋ねてみると、一人の医師はこのように話していた。「終了というのは経験したことない。僕自身疑問ですね、これいつ終わるんだろうって。フェードアウトしていくことは何度かあったのかも。（患者の）お母さんがリハビリに来なくなって。やっぱりオンデマンドだと思う。客観的にみてニーズが生じているように思えても、本人や周囲が問題を感じてないのであればそれはそれで介入する必要はないのだろうし。自然とニーズが消えたらそれが介入が終わるタイミングだと思う」。診断を出すときも患者にニーズがあるということが一つの基軸になっていたが、関わりが終わるのも、またそうしたニーズがなくなったときだという。また別の医師は、さらに端的に、「私は、一年後、十年後の（本人の）社会適応がよりよくなる、それをお金で売っている」と話していた。私たちは医学的診断を、現実の世界での生活とは切り離された「科学」であるという幻想をもっているが、医師自身は私たちが思っている以上に、社会的なニーズや診断を出すことがその人の生活環境にもたらすものについて捉えようとしていることがわかるだろう。

4 ディスアビリティを診る

少し話は変わるが、障害学において「インペアメント」と「ディスアビリティ」という概念がある。インペアメントとは病気などによる身体の損傷や機能不全のことだ。一方、ディスアビリティとはインペアメントによってもたらされる社会生活上のさまざまな困難や制限を指す。たとえば、運動障害によって歩くことができないのはインペアメントなのだが、車椅子を使っていてスロープのない校舎に入ることができないというのはディスアビリティだ。この二つの概念は、障害があるということと、そのためにさまざまな社会的な不利益を受けるということを区別して考えるのに有用だ。校舎にスロープが設置されていれば、車椅子を使っていても入ることができる。「障害があるから校舎に入れない」のはあたりまえではなく、インペアメントがあってもそれがディスアビリティにならないような社会のあり方を考えていかなければならない。こういう考え方を、障害学のなかでは「障害の社会モデル」とよぶ。

イメージしやすいように車椅子利用者の話を出したが、発達障害にも同じ区別があてはまる。先天的な脳機能の障害によって、コミュニケーションや行動にさまざまな特性をもつのが発達障害のインペアメントだ。そのことによって、学校に上手く馴染めなかったり、就労に困難が生じたりといったディスアビリティが生じる。この場合でも、インペアメントがディスアビリティを引き起こすのは必然ではない。たとえば以前に調査のなかで出会った学習障害をもつ男性が、就職活動をしていて、履歴書を手書きで書くように言われたものの、字を間違えてばかりで何枚も書き損じ、一枚書きあげるのに三日もかかったという話をしていた。パソコンで作成してもよいのであればここまでの苦労はなかったはずで、書字に困難があるというインペアメントはあっても、それが就職活動にマイナスの影響を及ぼすというディスアビリティにはならなかったかもしれない。

このようにインペアメントとディスアビリティを区別して、障害者に不利益をもたらしている社会的要因を取り除いていこうとするのが障害の社会モデルなのだが、これと相対するものとして、障害の医学モデルというのもある。これは障害を個人の身体機能に帰する考え方で、治療やリハビリを通じてその機能を回復したり改善したりすることによって、本人のＱＯＬを向上させるという考え方をとる。つまり、本人の機能に対する医療的な介入を通して、その人をより「普通」に近づけ、障害を軽減しようとする考え方だ。障害学や障害者運動のなかでは、この医学モデルは長らく批判されてきた。なぜなら、医学モデルは障害を個人の身体の問題へと矮小化して、結果的に障害者を貶めると同時に、障害者の生きやすさを向上するための社会の責任を問うことができない構造になっているからだ。大学院で障害学に触れた私も、医学モデル＝悪だという信念をもちながら研究をはじめたので、医学の立場から発達障害を診ている医師たちに対しても当初はとても懐疑的な気持ちをもっていた。

しかし、実際に調査をしていくなかでわかってきたのは、本章でも書いてきたように、医師たちの多くが実は社会モデルに近い考え方をとっていて、しかもインペアメントよりもディスアビリティのほうに着目しながら臨床を行っているということだ。ＤＳＭにあてはまるか否かといったかたちでインペアメントを同定することはもちろん大切だが、そこにはさまざまなレベルのわからなさ・不確かさがあることをみてきた。そうしたなかで、具体的な生活上の困り感というかたちで表れるディスアビリティを手がかりに、患者の確かなニーズがあることを診断の一つの指針としていることがわかった。そして、本人のみならず周囲の人々の障害理解を促進したり、学校や職場に働きかけて環境調整を促したりと、まさにディスアビリティの部分に梃入れしていくようなかたちで介入を行っている。もちろん、ＡＤＨＤの一部には投薬治療が有効であるなど、患者本人の特性に直接アプローチするような治療もあるけれど、総じて発達障害を診ている医師たちが、これほどディスアビリティを診ているということが私には新鮮な驚きだった。それと同時に、医療の外側にいる私たちのほうが、医療に対して過度に科学性や中立性、真正性を求めてはいないか、そしてひいては診断というものを絶対不可侵なもののように崇めすぎてはいないか、とも感じるようになった。そうしたことのひずみが、本章の冒頭で述べたような、病院や医師への不信につながっていくとすると、とても残念なように思う。

文献

・American Psychiatric Association（2013）：Diagnostic and Statistical Manual of Mental Disorders. 5th ed, American Psychiatric Association Publishing〔髙橋三郎・大野　裕　監訳（2014）：日本精神神経学会 DSM-5 精神疾患の診断・統計マニュアル．東京，医学書院〕
・滝川一廣（2007）：発達障害再考―診断と脳障害論をめぐって．そだちの科学 8：9-16.
・作田亮一（2022）：発達障害に伴う二次障害とは何か．チャイルドヘルス 25：6-10.
・衣笠隆幸・池田正国・世木田久美（2007）：重ね着症候群とスキゾイドパーソナリティ障害―重ね着症候群の概念と診断について．精神神経学雑誌 109：36-44.

第3章

現場としての学校

第3章　現場としての学校

発達障害について考えるうえで、学校はとても重要な現場だ。発達障害が注目されるようになった当初は、子どもの障害だという捉え方が先行していたため、特に「学校で何が起こっているのか」を捉えることはカギとなっていた。学校にうまく適応できないことが発達障害をもつ子どもたちの生きづらさの大きな要因であり、そうした子どもたちにとって居づらい環境となっている学校に対する批判も出ていた。一方で、学校の教員たちは研修などの機会を通して発達障害について学び、特別支援教育の導入で大きく変貌する現場のあり方についていかなければならない負担を負っていた。本章は、私が二〇〇九年に八か月間にわたって東京都内の小学校で発達障害児の支援員として働きながら行った調査に基づくエスノグラフィーである。本章の終わりに、その十年後の二〇一八年から二〇一九年にかけて、発達障害をもつ学校教員に対して行ったインタビュー調査についても簡単に紹介する。全体を通して、学校という現場において発達障害がどのように立ち現われ、意味づけられ、対応されてきたのかを描写してみたい。なお、ここに登場する具体的な人物たちについては、名前を含めて本人を特定しうるような情報はあえて改変している。また、個人の特性の描写についても、この前後で私が出会った多くの発達障害をもつ子どもたちの特性を複合的に描写することで、本人のプライバシーに配慮していることをご留意いただきたい。

1　はじまり

二〇〇九年春のある朝、私は四人の女性と一緒に小さな会議室でテーブルを囲んでいた。世話人の一人を除くほかの三人とは初対面で、挨拶と自己紹介を交わした。私たちはその年の四月に、地域の小学校に入学してくる二人の一年生の支援員をすることになっていた。世話人の女性が、その二人のことを説明した。「加藤くんは座って指示を聞くのが苦手です。字は書けますが、文字を形成するのが苦手です。これは加藤くんが幼稚園で書いたものです」。私たちは示された一枚のプリントを覗きこんだ。文字というよりは幾何学模様を模写した絵柄のようなものが並んでいて、筆圧にも波があるようにみえた。「もう一人の相原くんは優秀で一年生用のドリルなどもなんなくこなしますが、こだわりが強いです。たとえばクレヨンの色の順番にこだわって三十分ぐらいかけて並び替えたりします。先生の指示に従って時間内に物事を終えることがむずかしいかなと思います」。世話人の女性はその後、二人の幼稚園での様子や知能テストの成績、学校側の見解などについて説明した。最後に私たちは雇用関係の書類などに記入し、登校初日の待ち合わせについて打ち合わせをして、解散した。

この日以降、八か月間にわたって私は加藤くんと相原くんの支援員を務めた。二〇〇七年に特別支援教育が施行されて、わずか二年後のことだった。特別支援教育の施行は、一九七九年の養護学校義務化注(1)以降でおそらく最も大きな障害児教育の仕組みの改変で、一人ひとりの教育的ニーズに配慮する個別的な支援を謳い、従来の地域の学校か養護学校かと二分する考え方を改めて、地域の学校に在籍する障害をもつ子どもたちがそれぞれの必要に応じてさまざまな教育資源を活用できるような仕組みが整えられた。支援員の配置も、特別支援教育の施行によって可能になったもので、二〇〇九年当時は全国の三万二千の小中学校でおよそ二万六千人の支援員が配置されており、二〇一九年にはその数は五万六千六百人にのぼった（文部科学省 2019）。多くの自治体では、支援員は非常勤職で、時間給で雇用されており、二〇〇九年当時に支援員をしていた人たちの多くは主婦で自身が母親でもある人たちで、元学校教員や定年退職後の人たち、教育学や心理学を学ぶ大学生や大学院生がそれに次いで多い印象だった。こうした支援員の導入のほかにも、特別支援教育の施行によって変わったことはたくさんある。たとえば、各学校に「特別支援教育コーディネーター」という役職が設置され、障害をもつ子どもたちの個別指導計画を作る際の中心的存在となり、それを実施するために学校外のさまざまな組織と連携するときの窓口となるなどの役割をはたすことになった。また、それまでの障害児教育は特殊教育とよばれ、聾学校・盲学校・養護学校と障害種別で分類された学校によって担われてきたが、これらを一律に特別支援学校と名称変更し、個別の障害に対する教育実践を蓄積するだけでなく、広く周辺の地域の学校に在籍している障害のある子どもたちの支援のためのセンター的な役割をもはたすことになった。私がフィールドワークを行っていたのは、このようにさまざまな新しい仕組みが学校現場に導入されつつある変革期にあたる時期で、支援員も経験が浅く不慣れであり、受け入れる学校や教員の側も試行錯誤しながら変化に対応しようとしていた頃だったといえるだろう。

2　「違い」のマネジメント

加藤くんと相原くんは、それぞれに学習面や行動面での困難を抱えていたが、学校での日々のなかで彼らがほかの子どもと違うことが最もはっきりと感じられるのは集団の指示に従えないところだった。一列に並びなさい、という指示一つにしても、二十～三十人という規模のクラスのなかで、走り回っている子どもがいると、先生や支援員だけでなくクラスメートの目か

注(1)　それまで、就学猶予や就学免除といったかたちで、実質的に多くの障害児の就学機会が奪われていたことについて、原則として就学を義務と定めたもの。

ら見ても目立った逸脱行動と映る。そしてそれが小学校低学年だと、「先生、あの子だけずるいよ」「ちゃんとやれよー」「私も遊びたい」とクラスメートたちがそれを直接的に批判したり、その行動に引っ張られたりする。クラス全体の統率が損なわれていることに、支援員としては余計に慌てつつ、走り回っている加藤くんと相原くんをつかまえようとするが、彼らからすれば皆がそのように反応してくれることが逆に刺激になってしまって、ますますテンションが上がっていく。そういう時間が数分続くと並んでいる子たちのなかから「先生、○○くんが叩いた！」や「トイレ行っていいですか？」といった声が出てきて、一列に並ぶどころではなくなり、クラスがカオスとなる。支援員を始めてすぐ、これは学校側からすると加藤くん相原くんの個別支援だけの問題ではなく、クラス全体の運営に関わることなのだと実感し、担任教員がクラスという集団をどのようにマネジメントしていくのかが問われているのだということがわかった。つまり、違いのある子たちに配慮しながら、その違いをもつ子たちを包含する集団性をどのように形成するのか、ということだ。担任教員の山田先生によるこうした違いのマネジメントが最も顕著に発揮されたのは、運動会においてだった。

運動会の開会式では、各クラスが背の低い順に並び、校庭で音楽にあわせて行進しながら入場することになっていた。その行進ルートは複雑で、全体としてみると複数の学年やクラスが入り乱れ交錯しながらも最終的には整然とした列を成していく、一つのショーとして設計されていた。加藤くんはクラスで一番背が低かったのだが、山田先生は、加藤くんが行進を先導するのは負担が重いと判断して、二番目の子と順番を入れ替えることにした。さらに行進ルートを覚えさせるために校庭にテープを貼り、運動会の一週間前から加藤くんに放課後残るように伝えて、二人だけで何度もそのルートを歩いた。「ここまで来ると四年生があっちから歩いてくるよ。でも四年生にはついていかないよ」「ここで止まるよ。見て、旗のすぐ下だよ。この場所を忘れないで」などと、加藤くんが当日混乱しないように何度も校庭を一緒に歩いた。また、徒競走のプログラムでは、「よーい、ドン！」で使う銃声に対して、聴覚過敏のある相原くんがパニックを起こして泣き叫ぶということが練習で何度かあったので、山田先生は相原くんに、スタート時に両手で耳をふさぎ、「ドン！」とともに振られる旗の合図に注目するように指導した。ダンスのプログラムでは加藤くんも相原くんも振りつけを覚えるのが遅く、なかなかほかの子どもたちと同じように踊れるようにならなかった。これに対して山田先生は子どもたちの配置を変更し、加藤くんと相原くんの前に常にほかの子どもがいて動きを真似できる場所に立てるよう工夫した。さらに、開会式と閉会式において、加藤くんと相原くんを含め、問題を起こしがちな子どもが隣同士にいるとすぐに小競り合いが始まるので、そういった順序で座らないよう工夫し、それでもなお問題が起こってしまった場合に教員や支援員が注意しにいくときは目立たないよう、木陰になっているなど人目につきにくい位置に座ることになるよう調整もした。

運動会ではまた、各クラスの最も足の速い子たちが参加する学年を超えたリレー種目があった。その参加者が選ばれたとき、加藤くんを含めた比較的足の遅い子たちの何人かが、「僕も走りたい」「○○さんだけ不公平だよ」と声をあげる場面があった。山田先生はこのとき、時間をかけて代表制の意味を説明した。

誰が選ばれて誰が選ばれなかったということは大事ではありません。これはみんなのレースです。選ばれた人はみんなのために走るんだよ。選ばれなかった人はそのときは全力で応援して、応援することでその人がもっと早く走れるように勇気づけてあげてください。走る人を応援することがみんなの役割です。選ばれた子が勝ったら、それはみんなで勝ったっていうことです。負けたら、その子のせいだと思ってはいけないよ。負けたことの責任は全員にあるんだから、自分はどうしたらよかったのかをしっかり考えてみてください。

加藤くんを含め、声をあげていた子どもたちは落ち着きを取り戻して、先生の説明に聞き入っていた。

運動会のためのこういった一連の準備や調整を間近で見ていて感じたのは、運動会とは体を動かすだけのイベントではなく、当日学校を訪れる保護者や地域の人々のまなざしに対し、ある程度のまとまりをもった集団としての子どもたちの雄姿を演出するパフォーマンスでもあるということだ。とはいえ、もちろん学校行事なので、そこに教育的な意義も必要だ。一部の運動能力の高い子どもだけが栄光を独占するのではなく、すべての子どもが均等に達成感や誇らしさ、悔しさや落胆を感じる機会となるように、またほかの子どもと協力し、学び合う経験が得られるように、先生たちは本当に細かいところにまでこだわってこのイベントを作り上げていることを実感した。このように、集団としての一体感を創出しつつ、個々に学びの経験を細やかに提供するためには、一人ひとり異なる技能や性格をしっかり把握しなければならない。そのうえで、秀でている点が皆の注目と称賛を浴びるように、そして劣っている点がある程度は集団のなかで埋没するように全体を演出する。一人ひとりの違いのマネジメントが求められるイベントなのだ。これは簡単なことではなく、準備段階においても、仲間が点数を入れられないことについて批判する声や、負けの責任を一人に押しつけて非難する声があがることがあった。加藤くんは体が小さく運動が苦手だったため、クラスメートたちからしばしばそのように責められた。そんなとき山田先生は、「加藤くんは頑張ってる」「そんなことを言われて、自分が加藤くんだったらどう感じますか？」「みんな得意なことと苦手なことがある」などと時間をかけて子どもたちに語りかけていた。異なる強みや弱みをもつ他者を受け入れ、協力しながら集団として一つになることを教えるのに、運動会はまたとないイベントであると同時に、先生たちのスキルが問われる機会でもあったのだ。

3　学校生活の様子

続いて、普段の学習や学校活動のなかでの加藤くんと相原くんの経験をみていこう。加藤くんは不器用なところがあって、手を動かして何かをすることが全般に苦手だった。国語の授業で新しい漢字を教わって、ノートにそれを十回ずつ書くようにという課題では、元の漢字を間違えて書き写したり書いていているうちに違う字に変わっていったりして、それを指摘されて消しゴムで消そうとすると力が強すぎてページ全体を破ってしまい、「あーあ、汚くなった」と嫌になってしまう、ということがしばしばあった。支援員としては、間違いはじめたらなるべく早い段階でそれを指摘することを心がけ、同時に山田先生に状況を説明して、間違えたら消すのではなく新しいページに書き始めるという対応について許可をもらった。しかし、こうしたことがあっても加藤くんは漢字自体には興味をもっていた。小テストのとき、窓の外をぼーっと見ているので集中できていないのかと思い、「いまは漢字テストの時間だよ」と声をかけると、加藤くんは外に見える二つの建物を指して「町」という漢字が、少し高さの違うその二棟の建物の連なりのような形だったと記憶していて思い出そうとしているのだと話してくれたことがあった。また、算数の授業では算数キットが各児童に配布されていて、そのなかに入っている小さなプラスチックのさいころを使って数の数え方や足し算を学ぶ時間があった。加藤くんは作業の最中にさいころがノートや教科書の間に挟まってしまったり、プリントを後ろの席に回すときの振り返る動きで机から叩き落としてしまったりするので、「さいころを数える」というスタートラインに立つのも一苦労だった。しかし、足し算の概念の学習が終わってプリントによるドリル形式の課題になると、加藤くんは少し変わった計算方法を編み出した。数にあわせて指で自分の頬を軽く押して、押した回数によって足し算の答えを導くのだ。これはよい方法だったらしく、計算ドリルの点数も高かった。

加藤くんのように発達障害の特性によって学習面で困難が生じる子どもに対しては、当時から学校側に配慮を求める声が大きかった。啓発団体や親の会などでは、学習障害の子が作文のマス目にあわせて文字を書くのがむずかしければパソコンで打たせればよい、高度な計算の過程で自分の書いた数字が読めなくなるようなら計算機を使わせればよい、どうしてそれができないのか、という批判があった。作文を通して文章表現をしたり、算数の公式を応用して問題を解いたりする学修目標に対して、その過程の手続きに不必要に重きが置かれるせいでつまずきが発生するようなら、その過程についてはは別のやり方があってもよいのではないか、なぜそこが一律でなければならないのか、という主張だった。こうした議論はしばしば、日本の教育の柔軟性のなさに対する批判にもつながっていった。その後、ＤＡＩＳＹの普及などの技術的な発展や、拡大教科書の使用推進や大学入試共通テスト（旧センター試験）における時間延長の配慮などの制度面での改善、そして何より二〇一六年に施行された障害者差別解消法による学校での合理的配慮の法制化など、さまざまな面での整備が進んでいる。それぞれの子どもの特性にあった学びのスタイルを採用することには、以前と比べれば障壁が少なくなっているといえるのだろう。

ただ、加藤くんと相原くんは行動や社会性の面でも困難を抱えていた。特に小学校の低学年においてはそうしたことは学習と同じかそれ以上に重きを置かれるところだ。たとえば、鉛筆や消しゴム、教科書、上履きなど、子どもたちのすべての持ち物は入学時に親が記名していて、学校では自分の持ち物を責任もって管理することを教えていた。加藤くんはこれが大変に苦手だった。ある日、赤鉛筆を床に落としたらしく、休み時間に机の下にもぐって探していた。すると友達が走り寄ってきて一緒になって探し始めた。私がどうしたのかと声をかけると、加藤くんは授業中に自分の赤鉛筆が見当たらなかったので、その友達の赤鉛筆を借りて、それがなくなってしまったのだという。「またなくしちゃったの？」と私が聞くと、「そうだよ！　僕はなんでも三秒でなくすからね！」と得意げに言うので思わず吹き出してしまった。すると加藤くんは私が笑ったことが嬉しかったようで、「いつもお母さんにそう言われてるからね！」とまたも得意げに教えてくれた。そうしている間にも、友達は半泣きになりながら探す手を止めず、「三秒じゃないよ、一秒で僕の赤鉛筆なくしただろ……」と文句を言っていた。加藤くんは友達のこの言葉を面白そうに聞いていたが、友達はいまにも泣き崩れそうな様子だった。鉛筆は結局見つかって一件落着となったのだが、この出来事は、持ち物に対する責任感をめぐる、加藤くんとクラスメートの温度差を感じさせられたエピソードとして記憶に残った。子どもたちの持ち物は実際、見た目が似ているものが多かった。揃いの体操着や上履き、音楽の授業で使うハーモニカや算数キットなど、名前をよく確認しなければ誰のものかわからない。各自で家から持ってくる掃除用の雑巾も、ほとんど同じような見た目なので、加藤くんは掃除の時間いっぱいを自分の雑巾探しに費やし、クラスメートに「雑巾まだ見つからないの？　早く掃除しろよ」と急かされて、「もう全部同じに見えるからどれでもいいか……」と呟いていることもあった。給食着は持ち回りで一週間だけ自分の所有物になるので、なおのことハードルが高く、クラスメートが「私の給食着がありません」と言い出して皆で探していたら加藤くんが番号を間違えてその子のものを着ていた、ということもあった。

物の管理についての学校の指導は、所有物にとどまらない。図工の時間のことだ。子どもたちは図工室では四人一班になって大きなテーブルを囲むように座っていた。そのテーブルの四隅には異なる色のテープが貼られていて、先生は「黄色いテープの角に座っている人は、班の全員分のハサミをここに取りに来てください」「赤いテープの角に座っている人は教室の後ろに行って、人数分の画用紙を取ってきてください」などと指示を出した。子どもたちは自分が何を持ってくる担当なのかを把握し、先生が「はい、それではどうぞ」と声をかけると全員一斉に動き出した。加藤くんは真っ先に走って自分の担当の物を取りに行ったが、それが終わるとまたすぐにテーブルを離れて教室内をウロウロし、ほかの子に「大丈夫？　僕手伝おうか？」などと声をかけた。教室内で子どもたちがガヤガヤと行き来するなかでもこうした加藤くんの様子は目立つらしく、先生にいつも「加藤くん、そこで何やってるんですか。何色のテープですか。そこの担当じゃないよね」と声をかけられていた。そして各班に物品が揃うと、先生は黒板に図を書いて、物を机の上でどのように配置すべきかの指示を出した。「画用紙を自分の前に置きます。絵具は右側です。左側には雑巾を敷いて、その上に水の入ったバケツを置きます。このあと、みなさんの名前を書くためのこの小さな紙を配ります。これは濡れないように右側の奥、バケツから遠いところに置きましょう。水を替えに行きたいときは手をあげて……」といった具合だ。加藤くんはこうした指示に従うのが苦手だった。最初は言われた通りにしているが、絵を描くことに集中し始めると紙を前後に動かしたり、バケツが邪魔になって隣の人の空間に押しやったりする。隣の人は迷惑そうにし、先生からもたびたび注意を受けた。

加藤くんが非常に集中しているときに物が隣の子の邪魔になりそうだったり、テーブルから落ちたりしそうになると、私は無言でそれを戻すことがあった。いちいち声をかけると本人の集中力を乱すからだ。しかし、私が無言でそれを戻すことについては何度か先生に注意を受けた。支援員は本人の面倒をみるのではなく、本人が自分でできるように指導するべきであって、そういうときには彼に描くことを中断させて直させたほうがよいとのことだった。それはもちろん私もわかっていた。それでも、加藤くんは毎日毎日、ほぼ絶え間なく姿勢や行動や所作について注意を受け続けていた。我を忘れて問題に向き合ったり創造的な活動に取り組んだりしている貴重な瞬間にさえ、そういったことで介入しなければならないことに、私自身気が引けていたのだ。他人と自分を比べて劣っていることばかりに気づかされている彼にとって、そのように自分だけの作業に没頭して学んでいる彼の姿は頼もしいものに思えた。

全体的にみて、加藤くんの苦手さは学習そのものにあるとは感じられなかった。授業の内容にはついていけていて、私がいた八か月間において着実にたくさんの新しいことを学んで体得していた。しかし、物の管理や整理がずさんで忘れ物が多く、無駄な動きが多かった。教科書を家に忘れ、体操着に着替えるのが遅く、朝会で静かに座って校長先生の話を聞くのが苦手だった。「ちゃんとしなさい」と毎日先生や私などの支援員に言われていた。言っているうちに私自身、「ちゃんと」とは何だろうかと自問自答するようになっていった。

4　自己肯定感

加藤くんはクラスでは間違いなく問題を起こしやすい子どもで、さまざまな面でほかの子どもより未熟な点がみられたが、いい意味で楽観的で自己肯定感の高い子だった。ほかの子と比べることなく自分が達成したことには自信をもっていて、同時にほかの子がよいことをしたときには手放しに称賛し、悪いことをしたときには臆することなく指摘するような素直さがあった。学期末のある日、先生が通知表を配って自己評価欄を記入するように指示したことがあったが、その項目の一つに自分の持ち物の管理に関するものがあった。「これは、自分の持ち物をちゃんと整理できているかということです。教室の後ろのロッカーを見てみてください。ランドセルや持ち物がきちんとしまわれていますか？　どうですか？」と山田先生が皆に語りかけた。加藤くんはこのとき、急いでロッカーに駆け寄って、丸めて押し込んであったセーターを取り出し、きれいに畳んで入れ直すと、自分の席に駆け戻って自信ありげに通知表の「よくできている」ところに丸をつけ、「できてるでしょ?」とばかりに私に満面の笑顔を向けた。山田先生はもちろん、その場でロッカーを片付けなさいという意味で言ったのではないし、言われてすぐに走って行ってそんなことをしたのは加藤くんだけだった。注意をされても仕方のない行動で、加藤くん自身もおそらくそれはわかっていたが、そのリスクを冒してでも「よくできている」に丸をつけたい、という気持ちが見て取れた。私を含めた支援員と山田先生との間の日々の業務報告書には、加藤くんが消しゴムをすぐ粉々に割るとか、糊を塗るときに机に新聞紙を広げるのを忘れるとか、細々とした「ちゃんとしてなさ」の記述があふれていたのだが、新聞紙を忘れないこと以上に、ロッカーの一件にみられるように自分で自己肯定感を守っていく術を身に着けていることが何よりも大切なのかもしれない、と私は感じていた。

もう一人、支援対象となっていた相原くんはまったく違うタイプの子だった。教室に長い時間座っていることができず、唐突に外に走っていってしまう。はじめの頃は私たち支援員は無理やり彼を教室に連れ戻したが、嫌がって泣き叫び、支援員を叩いたり蹴ったりすることもあった。やがて山田先生は、学校の敷地から出ないことと、支援員がそばにいて相原くんの安全が確保できていることが守られていれば、どこにいてもよいとした。なので相原くんが教室を出ると、支援員は彼について回るようになった。彼は校舎内を歩き回り、花壇の植物を眺め、講堂のステージ上にあるビロードのカーテンの感触を確かめ、図書室で司書の先生に好きな乗り物について話し、体育倉庫でボールが入っているかごのなかに座り込んだ。こういうとき、彼はとても落ち着いていた。私は薄暗い体育倉庫のなかで、ボールに埋もれる彼のそばに座って、「そろそろ教室に戻る?」と聞いてみた。すると「僕はここに住むことにした。もうここを出ない」と言う。「本当?　夜になったら怖くない?」「怖くないよ。そこの体操マットで寝る」「おなかがすいたら?」「給食室に行く。いっぱい食べ物があるから大丈夫だよ」。

相原くんは、多くのクラスメートに比べて勉強ができた。授業が簡単すぎてつまらないのかと、山田先生は二年生用のドリルを用意し、隣の空き教室に机と椅子を置いて、本人が勉強したくなったらそこで一人で集中できるような環境を整えた。相原くんは時々ここに来て一人でドリルを解いたが、すぐに飽きてしまった。この空き教室は、相原くんがパニックを起こしたときのためのクールダウンの部屋としても使われた。パニックを起こしたときの相原くんは、泣き叫び、そばにいる支援員をしばしば蹴ったり叩いたりした。一度、そうなった彼を複数の支援員でクールダウンの部屋に連れていったとき、一人の支援員の顔に唾を吐いたことがあった。それを咎めると、たまたまいた相原くんの母親（週に一度程度、相原くんの様子を見に来ていた）が走り寄ってきて彼を抱きしめ、「ごめんね、この人たちに任せるべきじゃなかったね。心配しないで。お母さんがいるよ。おうちに帰る？」と声をかけたのだ。母親は、もとより相原くんを特別支援教育の対象とすることに抵抗感をもっていて、支援員に対しても、また支援員をつけた学校や教育委員会などに対しても強い不信感を抱いていると聞いていた。そうした母親の姿勢が相原くんにも伝わったのか、学期が進むにつれて彼は支援員に対してあからさまに反抗的な態度をとるようになっていった。一学期の半ばも過ぎた頃には山田先生も支援員たちも相原くんにどのように接したらよいか、途方に暮れていた。そんな時期に彼の担当になった日は、私はただひたすら校内を歩き回る相原くんに付き添いながら、彼はどのようにして今後の学校生活を乗り切り、大人になっていくのだろうかと考えて、無力感に襲われていた。私たち支援員のほかにも、定期的に巡回している学校心理士が彼に関わっており、個別指導計画の策定にあたっても多くの専門家も関わっていたが、そのように充実した仕組みとしての特別支援教育とは別の次元で、日々の彼との関わりがどういうプラスの蓄積になっているのかが見えにくく感じていた。

私は支援員としてこの学校で働く以外に、同じ時期に中学校で支援に関わっている教員や支援員、保護者などへのインタビュー調査もしていた。小学校の現場とは様子が違って、中学では多くの支援対象の生徒は自己肯定感が極めて低く、うつなどの二次障害に苦しんでいた。ある中学二年生の男子生徒の様子を見させてもらいに学校を訪れたときのことだった。彼はまったく友人がおらず、どうしても必要な場合を除いて一日中誰とも話さなかった。授業中はずっと机に覆いかぶさるような体勢で半分眠っているようにも見えた。支援員が「教科書を出してください」「ノートを開いてください」などと声をかけると、だるそうに緩慢な動きで従ったが、孤独感と絶望感に打ちひしがれていて、勉強どころではないといった様子だった。気持ち的に毎日を乗り切るのがやっとであることが見て取れた。彼の支援員は「思春期に到達する頃にはもう、怒られ、怒鳴られ、いじめられた経験が重なりすぎて、自分はダメだっていう気持ちが呪いみたいになっていて拭えないんですよ」と話し、その関わりのむずかしさから支援員を辞めたがっていた。学校で一日中そばにいても、彼が自ら話したり行動したりすることがなかったので、発達障害のどのような特性をもっているのかさえ私にはわからず、ただただ本人の絶望感だけがひしひしと伝わってきた。加藤くんと相原くんと接するとき、私の脳裏に何度も思い出されていたのがこの中二の男子生徒のことだった。廊下を走り回る彼らを追いかけながら、あるいは「静かに並ぶ時間です！」などと声をかけながら、六、七年後、彼らがあの男子生徒のようになっていないことをひたすらに祈った。

5　頑張りという美徳

文化人類学においては、日本の教育は子どもの「頑張り」を美徳とする傾向があって、生来の能力や才能よりもどれだけ頑張ったかが自ずと結果に結びつくものとして評価の根幹を成していることが長らく指摘されてきた（たとえばSingleton 1967, Rohlen 1983, Goodman 1990）。これはおそらくいまの日本の学校現場についてもいえることで、私もフィールドワークをしているなかで何度も「頑張ったね」「もっと頑張りましょう」といった言葉がけを耳にした。しかし、発達障害の可視化は、頑張っても必ずしも結果につながらない子どもたちへの働きかけを問題化し、結果が出ることを頑張ったことと同義とみるような（そして結果が出ていないことは頑張りが足りないことと同義とみるような）、限定的な尺度において子どもを評価することの負の側面を浮き彫りにしたともいえる。親の会などではしばしば、子どもが十分に頑張っているのにも関わらず、その成果が出ない、あるいは見えづらいことについて、「やる気がない」とか「言われたことができない」などと評価されることについての不満が語られていた。特別支援教育を受けている子どもの親へのインタビュー調査を実施したときも、同様の語りが聞かれた。間近で本人の様子を見守っている家族の目線から見て「頑張りが足りないわけじゃないんです」と前置きをしながら、「でも、先生はもっと頑張れ、頑張りが足りないっていうんです」と苦しそうに訴える親たちの姿が印象的だった。たとえば、学習障害のある子どもは、先生に「漢字を十回書いて覚えられないのなら、二十回、三十回、百回でも書きなさい。それだけ書かないと覚えられないならそれをやるんだよ。ただ座ってみんなと同じようにやって、覚えられないって言ってちゃダメだよ」と言われたという。頑張りが美徳であるがために、頑張っていないとみられることは社会的スティグマにつながるものだ。二〇〇三年に出版された、国内のＬＤを扱った初期の書籍である品川裕香の『怠けてなんかない！　ディスレクシア～読む・書く・記憶するのが困難なＬＤの子どもたち』という本のタイトルは、頑張りが足りないとみられることが子どもたちに負のラベリングをするものであることを示唆している（品川2003）。

支援員として、私たちは「頑張れ」という言葉がけをできるだけ控えるように言われていた。

子どもたちにはなるべく肯定的な言葉がけをし、足りないことを指摘することよりも、できたところを褒めるよう指導されていた。実際のところ、加藤くんも相原くんも私が見ていた八か月間を通してできるようになったことはたくさんあった。加藤くんは四月時点では集中力を一日持続することがむずかしく、午後になると教室をふらふらと出ていってしまうことがよくあったが、学期が進むにつれて午後の授業にも集中して取り組めるようになっていった。業務報告の日誌にこれを書いたところ、山田先生からは「頑張ってます！」とコメントが入っていた。加藤くんに「頑張ってるって先生が褒めていたよ」と伝えると、とても嬉しそうな表情をして、「もちろんだよ！」と答えていた。この文脈での「頑張ってます」は、午後にも授業に取り組めるようになるという、目に見える結果に対しての言葉ではあったが、ほとんどの子どもがあたりまえにできていることを達成するのに、加藤くんが特に努力を要したことを認知し、肯定的に捉える言葉でもある。「頑張りを評価する」とは本来、こういうことなのだろう。

フィールドワークをしていた当時、別の場で、二十代の息子が発達障害だという、五十代の母親に会う機会があった。その母親は、息子さんがある事業の連帯保証人になってしまったことを心配していた。その事業を営む友人に感謝されたくて、書類に書かれていることをよく理解もせずに押印してしまったそうだ。

（息子は）人に褒められたくて仕方がないんです。若いときは、悪い仲間に「勇気あるな」って褒められたかったからって、お店から高価なものを万引きしたり。一時は右翼の活動にものめりこみました。べつに政治的な考えがあるわけじゃなくて、ボランティアで活動することでそこの人たちに頼りにされるのが嬉しかったみたいで。

利用されているだけだよ、と伝えても、本人には響かないそうだ。私はご本人には会ったことはないが、母親の話から浮かび上がってくるのは、自己肯定感が低く、自分自身を価値ある存在だと認めてもらう経験が少なかったことなどから、さまざまな活動（それがどんな活動であろうと）のなかで他者から承認を得ようと必死にもがいている若者の姿だった。彼は子どもの頃、学校生活のなかでもそうしてもがいてきたのだろうか。その頃、「頑張ってるね」と声をかけてくれる大人はいなかったのだろうか。そう考えるととても切ない気持ちになった。その息子さんが学齢期の頃は発達障害がまだ一般的に認知されておらず、特別支援教育の施行前でもあった。発達障害が広く認知され、学びの多様性に対する理解が深まっていくなかで、学校現場における「頑張り」をめぐる評価のありようも解きほぐされていっていることを期待したい。

6　発達障害のある先生たち

これまで描いてきたのは、二〇〇九年当時、発達障害をもつ子どもたちへの対応に揺れていた学校現場の様子だが、この十年後の二〇一八年から二〇一九年にかけて、私はまた別のかたちで学校と発達障害というテーマに関わった。それは、二名の研究者仲間とともに、障害をもつ学校教員へのインタビューを実施したことがきっかけだった。視覚障害や聴覚障害などさまざまな障害をもち、教壇に立つ先生たちにお話を伺ったのだが、発達障害をもつ先生には当初なかなか出会えなかった。小中学校のクラスでいえば一クラスに一名程度の割合で発達障害の子どもがいるのに、学校教員においてそうした人にまったく出会えないのはどういうわけなのかわからず、インタビューをさせていただいていたほかの障害のある先生たちに「発達障害の先生を知りませんか」と聞いてみたりもした。すると、「もしかしたらそうかなと思う人はいるにはいるけれど、本人がカミングアウトしていないので、診断を得ているのかどうか、また本人に自覚があるのかどうかもわからない」とか、「特別支援学校の先生にはいると聞いた。特性上、少人数の子どもと関わるほうが向いているということでそのように配属される傾向があるのではないか」といったことを教えてもらった。発達障害が一見してそうとわかる障害ではないということもあるだろうけれど、いずれにしても学校現場であまり可視的な存在ではないことがうかがわれた。

そうした苦労がありつつも、私たちは最終的に、人づてになんとか三名の発達障害の先生にインタビューをすることができた。また、その研究の成果を本にして出版したことで（羽田野ほか 2018）、それを読んで連絡をくださった方のなかにも一人、発達障害の先生がいて、お話を聞くことができた。四人という人数は決して多くはないので、その先生たちの経験をもって全体を語ることはできないが、印象的だったのは、全員が子どもの頃に学校に対してあまりよい思い出をもっていないことだった。不登校や暴力、自尊心を傷つけられる経験などを経て、それでもなお、そうした苦い思い出のある学校に教員として戻ってこようという決意に至った先生たちだったのだ。一人の先生は教員になるという選択について、「自分のような苦しい思いを、これからの子どもにさせちゃいけないっていう強い思いが勝ってた」と話してくださった。それだけに、発達障害をもつ子どもをはじめとして、つまずきやすい子どもの教育にはとりわけ強い使命感をもってあたっている様子が伝わってきた。一方で、四人の先生のうち三人の先生が学校の管理職や同僚との関係には深刻な問題を抱えていて、うち二人はそれがおもな原因となってうつなどを発症し休職した経験があった。いずれのケースにおいても、先生の本業である児童生徒への教育をめぐる能力とはあまり関係のないところでのトラブルで、むしろそうしたトラブルのために思うように教育活動に没頭できないことへの焦燥感が感じられた。

二〇一六年に障害者差別解消法および障害者雇用促進法が施行されたことで、障害者に対して合理的配慮を行う義務が学校には課されている。合理的配慮とは、障害者も健常者と同じように教育や就業などの社会生活に参加できるよう、それぞれの特性に応じた困りごとを解消するための調整や変更をすることだ。学校での合理的配慮については、これまでのところ、障害のある児童生徒が平等に学ぶための合理的配慮について多くが語られてきた一方で、障害のある教員が働くための合理的配慮については議論が立ち遅れている現状がある。学校は子どものための学びの場であるだけでなく、先生たちにとっての仕事場でもある。多様な先生たちにとって働きやすい学校のあり方を模索することは、おそらく多様な子どもたちにとって学びやすい学校づくりにもつながっていくものだろう。

文　献

・文部科学省（2019）：日本の特別支援教育の状況について（2022. 10. 31 日閲覧：https://www.mext.go.jp/kaigisiryo/2019/09/__icsFiles/afieldfile/2019/09/24/1421554_3_1.pdf）
・Singleton JC（1967）：Nichu: A Japanese School. New York, Holt, Rinehart and Winston.
・Rohlen TP（1983）：Japan's High Schools. Berkeley, University of California Press.
・Goodman R（1990）：Japan's "international Youth"：The Emergence of a New Class of

Schoolchildren. Oxford, Clarendon.
・品川裕香（2003）：怠けてなんかない！　ディスレクシア～読む・書く・記憶するのが困難なＬＤの子どもたち．東京，岩崎書店．
・羽田野真帆・照山絢子・松波めぐみ（2018）：障害のある先生たち―「障害」と「教員」が交錯する場所で―．東京，生活書院．

第４章

発達障害をもつ子どもの療育

第4章　発達障害をもつ子どもの療育

子どもが発達障害の診断を受けた場合、多くは療育プログラムにつながる。本章では療育プログラムにおける子どもたちとそこで働く専門職のスタッフらの様子や関わりについてみていく。支援のさまざまな理論やその効果などに関しては臨床心理学などの分野で多くの研究の蓄積があり、本などもたくさん出版されているが、ここで論じているのはそうした実践的な介入のノウハウではなく、あくまでも非専門職の人類学者からみて、療育プログラムがどのような場を形成しているのかということだ。二〇〇八年から二〇一〇年頃にかけて複数の病院のデイケアや民間の子ども向けの療育機関で行ったフィールドワークに基づき、ある療育プログラムでの一日の様子を記述する。そして、医療人類学におけるケアとキュアという概念を用いて、療育が提供している「ケア」とはどういうものかを描写すると同時に、治る・治すという「キュア」との距離感について考えてみたい。

1　療育とは

療育という言葉は、もともとドイツ語の Heilpädagogik という言葉を日本語訳した「治療教育」の略である。五十年以上にわたって、治療教育はさまざまな障害をもつ子どもたちに対する医療的・福祉的支援と教育実践を組み合わせた介入を指して使われてきたが、発達障害をもつ子どもの存在が広く認知されるようになった今ほど、「療育」が一般的な言葉になった時期はおそらくなかったのではないだろうか。発達障害の子ども向けの療育は、二〇一二年に児童福祉法が改正されたことで、それまで障害種別によって分かれていた施設・事業が整理され体系づけられたが、私が調査をしていた二〇〇八年から二〇一〇年頃は病院や民間企業、NPO法人などさまざまな主体がニーズに牽引されるかたちで多彩な療育プログラムを提供していた。そのなかでも、私は現在の枠組みでいうところの未就学児向けの児童発達支援と就学年齢の児童生徒を対象とした放課後等デイサービスにあたるプログラムを複数視察したり、数日から数か月にわたるフィールドワークをさせてもらったりして調査を行った。通所の頻度はいずれもおおむね週に一度以上だが、数日程度の合宿形式を含むものや、インターネットを介したe-learning 形式のものもあった。療育のアプローチも多様だったが、応用行動分析（ABA）、ソーシャルスキルトレーニング（SST）、TEACCH、プレイセラピーなどを組み合わせたアプローチが主流だった。マイナーなものとしては、アートセラピーやアニマルセラピーを

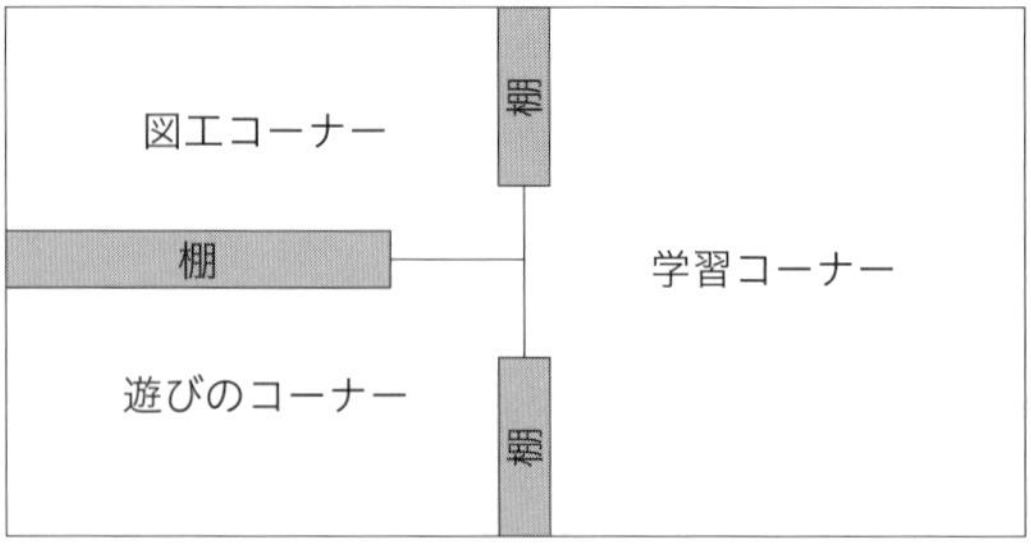

図 4-1　ひまわり教室のレイアウト

取り入れたもの、ロボットなどを介在させる新しいアプローチを実験的に取り入れているものがあった。私が視察・参与観察を行ったところはおおむね幼稚園から小学校程度の年齢の子どもたちを受け入れ、一人の支援者に対して子どもは三人かそれ以下の割合で、臨床心理士、作業療法士、言語聴覚士などをはじめとする発達の専門家が支援にあたっていた。以降はこうした療育プログラムでのある典型的な一日の様子だ。便宜上、プログラムの名称を「ひまわり教室」とする。

2　ひまわり教室にて

ひまわり教室は、小学校の教室くらいの大きさの部屋で実施されていた。図4-1に示したように背の低い収納ボックスや棚などの家具を配置することで、部屋を三つのコーナーに分けていた。遊びのコーナーはカーペットが敷き詰められ、子どもたちが床に座って遊べるようになっていた。図工コーナーには大きなテーブルが配置され、工作用のさまざまな材料や道具が用意されていた。

一番大きな学習コーナーは学校の教室のように木製タイルの床が敷かれ、壁に設置された黒板を囲むように子ども用の椅子が置かれていた。

プログラムがはじまる十五分ほど前になると、親たちが続々と子どもを連れてやってきた。今日は未就学児のクラスだ。子どもたちはプログラムがはじまるまでの時間、遊びのコーナーで自由に棚からおもちゃを出して遊んでよいことになっていた。一人の男の子が棚から電車のおもちゃを取り、床の上でそれを走らせるように手で動かして遊びだした。電車が私の足にぶつかったとき、男の子は私の顔を見上げた。近くに立っていた支援スタッフがすかさず、「よく気づいたね！　じゅんこ先生だよ」と私のことを紹介したが、男の子は返事をせず、私の足を避けて電車を走らせ続けた。

全員がそろったところでスタッフは子どもたちを学習コーナーに集め、黒板を囲んで半円を描くように配置された椅子に座らせた。今日の参加者は三歳から六歳までの子どもたち六人で、そのうち一人は女の子だ。スタッフが出席を取った。名前を呼ばれると、「はい！」と椅子から飛び上がって答える子もいたが、女の子は椅子を横に向けて、黒板に背を向けて座った。スタッフは彼女の名前を呼ぶとき、近づいていって手を差し出すと、彼女は振り向いてその手を軽く叩いた。それが出席の返事だった。私の隣にいたスタッフが小声で、「あの子は場面緘黙があるんです」と教えてくれた。「ここでは話さないんです。おうちでは話すらしいんですけど」。

（1）構造化・視覚化・明確化―TEACCH―

出席を取り終えると、スタッフがこれから行う活動を絵に描いたカードを黒板に貼って説明をはじめた。このように、活動の流れを絵で示すのは、子どもたちが見通しを立てやすくするためで、私が訪問したすべての療育プログラムで実践されていた。プログラムの最中、スタッフは定期的にその流れを指し示しながら、「今これをやってるね。時計を見てください。長い針が8に来たら次のことをするよ」と、注意喚起を行った。こうした時間的な区切りは空間的な移動も伴うようになっていて、特定の時間がくると図工コーナーでのお絵かきを終えて学習コーナーに移動して本を読む、といった具合になっていた。時間通りに前の作業を終えられない子どもにはスタッフが声をかけ、ほかの子たちが別の場所に移動して次の活動をしていることを知らせた。そうしたとき、声をかけられた子は顔を上げて皆がいるコーナーを遠目に確認し、自分がいる場所には既に誰もいないことに気づく素振りをみせていた。それでも作業を終えられない場合、スタッフはスケジュールを一緒に確認したり、「三十まで数えるからそれまでにお片付けしよう」などと声をかけたりしていた。このように、一連の活動を流れとしてではなく区切られ順序立てられた部分の組み合わせとして示し、時間的・空間的にその区切りを明示することは一般に「構造化」ともいわれ、療育プログラムのなかで強く意識されていた。

また、各活動の終わりには子どもたちにシールが配られた。シールを配るとき、スタッフは一人ひとりに声をかけた。「さっき先生が話してたとき、静かに聞いてたね。ありがとう。はい、シールどうぞ」「お友達を助けてあげて優しかったね。はいどうぞ」といったように、よい行動を褒める場合が多かったが、活動の最中にパニックを起こして別室に連れ出され、ほとんど活動に参加できなかった子に対しても、「落ち着いたかな？　今度ああいう気持ちになったときは、大きな声を出すんじゃなくて先生にお話に来てくれるって約束できる？　じゃあ、はいどうぞ」とシールが手渡された。このシール配布はよい行いに対しての報酬という意味もあったのだろうけれど、それ以上に各活動の終わりの儀式のようなものとして、先ほど述べたような構造化に一役買っていたように思う。小学校でフィールドワークをしていたとき、確かに発達障害をもつ子は一つの作業から次の作業に移ることが苦手で、チャイム一つで授業・休み時間・給食の時間などと次々に気持ちを切り替えるのは簡単なことではないと気づいた。

絵カードの利用もまた、子どもたちとコミュニケーションをとるための重要なアイテムだった。その日の活動の流れも絵カードを黒板に貼るかたちで示されたが、それ以外にもさまざまな場面で使用されていた。たとえば、活動に参加しようとしない子どもに対して、スタッフが複数の絵カードを持って声をかけ、何をしたいか尋ねる場面があった。その子はカードの並びをざっと見て、無言のまま、おもちゃの車の絵が描かれているカードをはたくような仕草をした。スタッフは、「そっか、ミニカーで遊びたいのね。いいよ。あっちのかごに入ってるから一緒に取りに行こう」と言って、彼の手をとって一緒にそこに向かった。この子は発話があって自分の言葉で気持ちを表現することができたが、「何をしたい？」などといった、なんとでも答えられるような問いかけをすると戸惑うから、絵カードを使って選択肢を示すことが効果的なのだと後にスタッフが説明してくれた。

部屋の構造化、スケジュールの視覚化、タスクの明確化など、ひまわり教室が取り入れていたさまざまな方法はＴＥＡＣＣＨ（Treatment and Education of Autistic and related Communication Handicapped Children）という自閉スペクトラム症をはじめとするコミュニケーションの障害をもつ子どもたちに対する支援プログラムの考え方に基づいている。ＴＥＡＣＣＨは一九六六年にアメリカのノースカロライナ大学の心理学者であったエリック・ショプラーによって開発されたもので、一九八〇年代に児童精神科の佐々木正美によって日本に紹介されたプログラムだ。日本の発達障害児に対する療育では、現在に至るまで広くこのＴＥＡＣＣＨの考え方が取り入れられている。

（2）社会を生き抜く力を身につける―ＳＳＴ―

この日のひまわり教室の活動の目玉は、子どもたちがお互いのことをインタビューする、というものだった。二人一組になって、好きなテレビ番組やスポーツを尋ね合っていたが、一人の男の子がその最中にふらふらと遊びのコーナーに向かい、おもちゃで遊び始めた。一人のスタッフが彼のそばに行って、「今は遊ぶ時間じゃないよ。どうしたの？」と尋ねた。男の子はスタッフのほうへ振り向いたが、答えなかった。「インタビューをしないなら、吉田先生にお話しないといけないよ」（吉田先生は、インタビュー活動を取りまとめているスタッフだった）。スタッフが手を差し出すと、男の子はしぶしぶその手をとって、吉田先生のところまで一緒に歩いていった。吉田先生を前にして、男の子はゆっくりと「インタビューしたくない」と言った。「どうして？」「楽しくないから」というやりとりのあと、吉田先生は「わかりました。教えてくれてありがとう。あっちに行って座ってみんなを見ててね。でもおもちゃで遊んじゃだめだよ。みんなも遊びたいと思っちゃうし、君だけが遊んでたら不公平だからね」。男の子はホッとした様子でうなずき、別のスタッフが用意した椅子に座って部屋の端からインタビューの様子を見ることとなった。しかし、五分もしないうちに落ち着きがなくなり、インタビュー活動に戻ることにした。吉田先生は彼を優しく迎えた。この日の活動が終わったあとのスタッフミーティングで、私がこのエピソードを引き合いに出すと、吉田先生はこう説明してくれた。

子どもが参加する気分になれないことはあります。スタッフにそのことをちゃんとお話しすることができれば、それでよしとしてます。強制はしません。でも、彼がしたみたいに、急にふらふらとどこかに行っちゃうのはまずい。学校や職場では許されない行動ですから。ちゃんとお話しできるっていうことが大切です。子どもたちにこのお約束を理解させるのはとても大変だったので、今話題に出してもらってよかったです。

また別のスタッフはこうも話してくれた。

○○くんはインタビューが楽しくないって言ってて、それは未就学児のうちはいいけれど、もう少し大きくなったら許さなかったと思います。学校でやることは楽しいことばかりじゃないし、それだけの理由でグループから抜けることはできないですから。もっと大きい子のプログラムでは、体調が悪いとかそういうことがないと活動から抜けることはできないんです。

こうした説明を聞き、これはSST（ソーシャルスキルトレーニング）の一種なのだと思った。ソーシャルスキルトレーニングは、TEACCHに並んで多くの療育プログラムで取り入れられている介入方法だ。アメリカのカリフォルニア大学の精神科医のロバート・リバーマンによって一九七〇年代から八〇年代にかけて統合失調症の患者のためのリハビリテーションプログラムとして開発されたものだが、現在の日本においてはＳＳＴを実践する際にリバーマンの原著が参照されることはあまりなく、コミュニケーション能力や社会性の苦手さに介入するための多様な活動を広く総称して使うことが一般的になっている。このときのように、ある状況において適切なコミュニケーションの取り方（ふらふらと場を離れるのではなく、参加したくない意思を言葉で伝えるということ）を教えるというのもその一つだし、もう少し年齢が上の子どもたちに対しては架空のシナリオに基づくロールプレイを取り入れて、「こういうときにどういうコミュニケーションをとればよいか」を皆で考える、というような活動が行われることも多い。

この日のひまわり教室では、表立ってＳＳＴと銘打って実施される活動はなかったが、さまざまな場面で細やかな声かけがなされていた。たとえば、皆で絵を描いている時間に、一人の男の子が新しい画用紙を欲しがり、近くのスタッフに対して「紙」と呼びかける場面があった。そのスタッフは新しい画用紙を手渡しながら、「紙ください、って言ったほうがいいよ」と伝えていた。さらに別の場面では、床でブロック遊びをしていた子どものブロックに別の子がつまずくということがあった。そのとき、つまずいた子が「踏んでごめんね」と謝ると、そばにいたスタッフがすかさず、「いい謝り方だね！　よく言えたね！」と褒めていた。こうした細やかな注意や承認の言葉がけを積み重ねることによって、子どもたちが他者と関わるうえでの適切な発話を獲得できるよう、働きかけていたのだ。これは、発達障害、特に自閉スペクトラム症の傾向のある子どもは「他の人の気持ちを考えよう」とか「親切にしてもらったらお返しをしよう」とかいったような指導が理解しづらいことから来ているわけだが、こうした子どもたちの特性はスタッフの間で「素直さ」であるとも捉えられていた。「はじめて○○君に会ったとき、『ずいぶん太ってるね』って言われたんですよ。正直ですよね。この子たちは本当に素直できれいな心をもってるんですよ」とあるスタッフが笑いながら話していたことがある。本音と建て前の使い分けは、特に日本社会におけるコミュニケーションにおいて重要なものとされているが、その使い分けの獲得に困難がある子どもたちのことを「素直」と表現するのは、ある意味では社会的なものによって擦れていないような印象を与えるからだろうか。「私たちみんな、心のなかではそういうふうに思ってますよね。誰かのことを思い出すときに、『ああ、あの禿げてるおじさんね』とか『背の低い女の人ね』とか。でもそれを口に出しては言えないじゃないですか」と一人のスタッフが話していたことが思い出される。療育の現場で行われているSSTは、突き詰めれば、発達障害の子どもにとって理解しづらい方法で人々が関係し合い、コミュニケーションをとりあっている社会を生き抜くための技術だともいえる。

(3) スタッフのスキル

さて、この日のプログラムは二時間ほどで終わり、迎えに来た親たちに連れられて子どもたちが帰っていくと、スタッフミーティングが始まった。五人のスタッフが会議室のテーブルを囲んで座り、今日の活動のオペレーションについて改善案を出していく。「あのインタビューは、一回目の説明ではよくわからなかったみたいですね。次からは視覚的なボードを用意して、一人ずつの役割を説明しましょうか」「スタッフが前に出ていって見本を見せてもいいかもしれませんね」と皆が口々に意見を出し合い、ほかの人の話にはうなずきながらメモをとっていた。別の療育機関で働く知人から聞いたところによるとこういう関わりが効果的だったようだとか、最近出席した研究会でこういう事例が報告されていたとかいうような発言もたくさん出てくる。先述したように療育機関で働く人々は臨床心理士や言語聴覚士などが多く、そうした専門職ごとの学会や出版物、あるいは個人的なネットワークなどを通してさまざまな実践に関する情報の収集・共有・蓄積がなされていた。全体の振り返りが終わると、今度はそれぞれのスタッフが担当の子どもについて報告をした。担当とはいっても活動のなかで明示的にそうとわかるわけではなく、子どもからみれば皆同じ距離感の「先生」なのだが、実はこのスタッフはこの子とこの子の様子を特に注意深く見ているという意味での担当制が敷かれている。「Aくんはあのとき、ちょっと空調の音が大きくて説明が聞き取れていないみたいでした」「折り紙のとき、

Bくん、上手く折れなくて、自分の不器用さにイライラした感じでパニック起こしちゃって」。こうしたスタッフの発言からは、一人ひとりの子どもが、どのように状況を経験し認識したのかがありありと浮かび上がってくる。漫然とそこにいた私には、Aくんはまったく指示が理解できておらず、Bくんは折り紙の途中で急に叫びだした、ということしかわからなかった。療育において子どもを見るということは、他者としての私から見て子どもがどう映っているかではなく、子ども本人の目に周囲の環境がどう映っているのかという経験世界にアプローチする視点も必要なようだ。高度なスキルだが、よく考えてみると、文化的他者を研究する人類学者にとってても重要なスキルで、私は何を見ていたのかと深く反省した。

3　母親たちのケア

療育の現場は、発達障害をもつ子どもたちのための場であることはもちろんだが、実は母親たちのケアにも大きな役割を担っていることに、調査を進めていくなかで気づいた。ひまわり教室への送り迎えの際のわずかな時間に、母親たちはスタッフと言葉を交わし、過去一週間の子どもの様子を話したり、学校や家族のなかでの出来事を話したりしていた。そんな短い会話のなかで母親たちが涙ながらにやり場のない気持ちを吐露する場面を見たのは一度や二度ではない。「義理の母が、息子の障害を受け入れなくて、怠けてばかりいるとか、どうしてこんな子に育ったんだろうねって言うんです。独り言みたいに言うんだけど、私が聞いているのをわかっていて、なんとなく私に向けられてるんですよね……」「そうですよね、その世代の人にはなかなか理解してもらえないと思います」「そうなんですけど、でも……」「お母さん、息子さんにとってたった一人のお母さんなんだから、大変だと思うけれど、しっかりしなきゃ」。こうしたやりとりは、母親たちにとって自身の気持ちの発露となる場、精神的なサポートを得られる場がどれほど少ないかを痛感させられる。発達障害児の親の会も、部分的にはそうしたサポート機能を担ってはいるが、私が調査をしていた時期においては親の会に参加する親たちは比較的年齢層が高くて子育てがある程度落ち着いたライフステージにいる人が多く、また活動自体も日々の子育ての悩みを相談するピアサポートよりも社会的な啓発などに力を入れていることが多かった。そうしたなかで、幼い子をもつ母親たちが理解のある専門家や共感できるピア（仲間）に出会える場は少なかったといえる。

発達障害の子を育てるのは、障害がただちに見てとれないという点で、身体障害などとも違ったむずかしさがある。電車のなかや公園などの公共の場でパニックを起こしたりすることについて、しつけがなっていない子どもであるかのような冷たい視線にさらされることもある。こうした社会的スティグマは、一九六〇年代に精神科医のブルーノ・ベッテルハイムが、母親の冷淡な態度が子どもの自閉的行動を形成するとした冷蔵庫マザーの理論（Bettelheim 1967）や、一九七〇年代に日本の精神科医の久徳重盛が、子どもの病気は母性に欠ける母親による間違った子育てによるものだとした母原病（久徳 1979）の考え方など、歴史的に深く根づいた親の子育て責任論に起因しているともいえる。いずれの理論もその後多くの批判を浴びたが、現代において発達障害児を育てる母親たちが直面しているスティグマは元を辿ればこうした考え方に端を成しているといえるだろう。

先ほど紹介したやりとりのなかでも義理の家族との関係について言及されていたが、家族内での葛藤は大きく分けて二つのパターンがあるようだった。一つは子どもの状況について、母親の養育態度やしつけに問題があるから子どもがこうなっているのだと責めるような空気があるケースで、母親たちはこうした批判を一定程度内面化してしまい、子どもに障害があること、あるいはそれに対して適切なケアができていないことについて自責の念をもつことがある。もう一つは、母親たちの親、あるいは義理の親から、母親・父親自身も子どもの頃にそうした特性がみられたことを指摘され、孫も同じような様子であることについて、それを「障害」などと騒ぎ立てていることが過剰反応であっておかしいのだという空気が存在するケースだ。こうした場合には、子どもを療育プログラムに通わせたり、専門家の支援を受けさせたりすることについて家族内に抵抗があり、母親が必死に家族を説得しているというケースもある。ちなみに、先ほどから子どもの母親の話ばかりをしているが、父親は私がフィールドワークをしているなかでは概して存在感が薄かった。インタビューなどで母親たちに、子どもの父親の考えや姿勢について何度か直接尋ねたが、仕事で忙しいとか、療育プログラムに通わせることについては同意しているといった以上の情報は得られなかった。ひまわり教室での送り迎えに一度だけ父親が現れたことがあったが、スタッフと言葉を交わすことなくすぐに帰ってしまったので話を聞けずじまいだった。

いずれにしても、こうした状況のなかで母親たちは療育プログラムのスタッフとの対話を通してある意味での精神的ケアを受けていたといえる。療育プログラムのスタッフは専門的知識をもちながらも医師よりは身近な存在であり、また学校や教育委員会の関係者などのように子どもを評価する権威的立場でもなく、さらに多くが二十代から四十代の女性であるという点で母親たちにとって相談しやすい存在になっていたといえる。スタッフの側もまた、母親の理解と協力が効果的な介入のために必須であると心得ている。子どもたちが療育プログラムで過ごす時間は限られていることから、家庭でも意識的な関わりが求められており、そうした意味でスタッフにとっても母親たちとのコミュニケーションは単なる雑談以上の意味をもっていて、しっかり話を聞いて受けとめ、前に進むための力を与えているのだといえる。

4　療育を考える

これまでみてきたように、ひまわり教室のような療育プログラムはさまざまなかたちで子どもたちの、また時には母親たちの「ケア」を担っている。他方で、療育における実践は、発達障害の症状や特性をなくすという意味での「キュア（cure）」＝治療ではない、という共通理解が、療育に携わる人々のなかにみられた。これはもちろん、医学的に発達障害は治らないものとされていることも一因なのだが、療育プログラムがもつ境界性もまたそこに深く関わっていると考えられる。療育の場は、子どもたちが試行錯誤を通して基本的な社会的スキルやコミュニケーションスキルを獲得するための実験場のような意味合いをもっている。指示に従えないとかその場にふさわしくない行動をとるといった逸脱行動は、療育の場でなされる限り、大きな問題ではない。なぜなら、学校のようにそれによって友達との仲が悪くなったり先生に目をつけられたりといった現実の生活にマイナスの影響をもたらすようなことにはならないからだ。療育の場でなら、スタッフから何が悪かったのかを教わり、現実の生活において適切な行動がとれるよう練習を重ねることができる。その意味で、療育の場はいわばリハーサルであり、現実の生活からは切り離された練習の場だといえる。それと同時に、療育に携わる人々からは、子どもたちが支援を通して何かができるようになる、今まで気づけなかったことに気づけるようになる、といった確かな手ごたえを求めていく気持ち、あるいは職業人としてそうしたやりがいを見出せたら、と憧れる気持ちが感じ取れた。ひまわり教室のスタッフたちは子どもたちの様子を実に細やかに見て記録しており、先週はできなかったことができるようになっていたりすると、それがどんなに些細なことであれ、活動のあとの振り返りの際に本当に嬉しそうに報告していた。療育の空間はこのように、個人的領域と（現実の）社会的領域の間、家庭と学校の間、発達段階における間と、さまざまな境界性を帯びているのだ。

また、ひまわり教室での構造化などの様子について、ずいぶんとすべてが四角四面に決められていて窮屈だと感じられるかもしれないが、実際にその場を見ていると、むしろ療育の実践はきわめて柔軟性に富むものだと実感できる。他者との関わり方を含めて、子どもたちがいろいろなことを試してみて、仮に失敗を繰り返したとしてもそこから学ぶことが大切にされており、先ほどの場面緘黙の子の出欠のように一人ひとりの特性に応じた対応が意識されている。小学校のように大人数で決められたカリキュラムをこなさなければならない場では実現できないような自由度と柔軟性がある。当然のことながら、子どもたちの学校への適応を促すことは短期的な目標ではあるけれど、ひまわり教室を含めて私がフィールドワークをした療育プログラムの多くでは、ゴールは学校への適応ではなかった。むしろ、学校の先にあるそのあとの人生、つまり充実した仕事や余暇の楽しみを享受できる自立した社会人になっていくことを支援することが長期的な目標として意識されていた。

こうした姿勢は、療育における障害観にもつながっている。障害学においてエイブリズム（健常者主義などとも訳される）という考え方があるが、これは健常であることをあるべき姿と捉え、障害者は障害を「乗り越え」てなるべく健常者に近づくことがよいとするものである（Linton 1998）。療育という実践は、発達障害のある子どもに対する介入として、ともすればこうしたエイブリズムに陥り、学校や社会に適応することを目指して力づくで子どもたちをあるべき形にあてはめてしまう危険性を孕んでいる。こうした考え方は、障害そのものを否定的に捉えるばかりでなく、健常者を中心とした社会に適応できない人の個としての尊厳を損なうものでもある。私がフィールドワークのなかで出会った療育関係者の多くは、療育が、少し方向を間違えればこうしたエイブリズムに陥ってしまう危うさを自覚していた。そして、それだからこそ、発達障害を治すべきものとして病理化しうる「キュア（cure）」の考え方から意識的に距離を取っていたと考えられる。「キュア」のなかには、治る＝健常になることを目指す、というエイブリズムの思想が見え隠れする。そうではなく、さまざまな境界性をもつ場において、子どもが自身のペースで学び、成長し、自己実現していくことを寄り添いながら支えていくという「ケア」の考え方が選び取られているのだ。ちなみに、療育関係者ら自身がインタビューなどのなかで「ケア」「キュア」という言葉を使ったわけではない。ただ、療育がどういうものであるべきか、あるいはどういうものであってはいけないか、ということについては明確に考えを言葉にしていた。「ケア」「キュア」は医療人類学において使われる概念なのだが、これを援用することで、そこで働く人々が形成する「療育の文化」の一端を理解する手がかりになるのではないかと思う。

ところで、こうしたフィールドワークのなかで、療育の限界というものについて考えさせられたこともある。先ほどＳＳＴについて紹介したが、療育プログラムにおいてシミュレーションされる対人関係の状況は、現実社会におけるそれと比べて、とてもわかりやすく定式化され、無用なノイズが取り除かれている。実社会における対人関係では、勘案すべきことがもっとたくさんあり、相手の意図を推し量るのにもっと細やかなニュアンスの読み取りが求められたりすることも多い。あるとき、ひまわり教室に子どもを迎えに来た母親が、幼稚園に通う息子さんの人間関係についての悩みを話していた。

先日、（園庭の）砂場でみんなで遊んでると思ってたんですけど、近くに寄ってみたら、お友達が息子の靴に砂を詰め込んでいたんです。それで、ちょっと体の大きい子がいて、うちの子は小さいじゃないですか。その大きい子がうちの子を持ち上げて砂の上に落としたんです。なんか雰囲気があまりよくなくて、ちょっとからかっているというか、いじめてるような感じで。みんな対息子一人っていう状況だったんです。どうしていいかわからなくて、あとで息子に「どう思った?」って聞いたんですけど、みんなが相手して遊んでくれたことを喜んでたみたいで。でも遊んでくれたっていう感じじゃないんですよね。息子は気づいてないから、嫌だとは言わないんですけど。

この母親は、さまざまな事情があって幼稚園の先生にはこの件について相談できていないとのことだった。息子さんはひまわり教室ではいつも積極的に活動に参加し、SSTでもいつも正解の対応ができる子だった。しかし、幼稚園での友達との関係はひまわり教室のSSTよりもずっと複雑なもので、ふざけ合いのなかに潜んでいるほんの少しの悪意を感じ取ることはむずかしかったのだろう。私はひまわり教室で出会った子どもたちについて、教室の外でインタビューしたり参与観察をしたりさせてもらったことはなく、教室のなかで学んだことをどのように普段の生活のなかで実践しているのか、またそれがどれほど本人の助けになっているのかがずっと気になっていたので、このエピソードを聞いてとても残念な気持ちになった。療育の場は、よくも悪くも安全な実験場であって、子どもたちが生き抜いていかねばならない社会はもっとずっと予測不可能で複雑なものだ。「ありがとう」や「ごめんなさい」を言う適切なタイミングなどを、SSTを通して身に着けることはもちろん大切だし有用なことなのだけれど、それだけでは対処しきれない部分がおそらくある。特に、自分に向けられた悪意を察知してかわし、自分を守る術は、それこそ長きにわたってその人の支えになるセルフケアの技術だろう。

冒頭で書いたように、この調査は二〇〇八年から二〇一〇年頃にかけて実施した。そのときにはまだ、療育を受けながら育って大人になった世代がいなかった。でも二〇二三年現在、あの日のひまわり教室にいた子どもたちは二十歳前後になっている。ここへきて、療育の長期的なアウトカムをようやく問うことができるようになってきている。長い目で見て、療育で得たものがどのように実社会での経験に活かされていったのか、あるいはいかなかったのか。当事者の経験から学びながら、前述のような課題と向き合っていくことが、今後の療育に求められることなのだと思う。

文　献

・Bettelheim B（1967）：The Empty Fortress: Infantile Autism and the Birth of the Self. New York, The Free Press.

・久徳重盛（1979）：母原病―母親が原因でふえる子どもの異常―．東京，教育研究社（現・サンマーク出版）．

・Linton S（1998）：Claiming Disability: Knowledge and Identity. New York, New York University Press.

第 5 章

成人当事者

第5章　成人当事者

　ここまで、3章4章においては子どもの発達障害について学校と療育の現場を中心にみてきたが、成人においては子どもの場合ほどスクリーニングのタイミングが制度化されておらず、また診断を得たところでそこからスムーズに支援につながるわけではない。それでも、発達障害が注目されるようになった当初から多くの成人が自ら診断や支援を求めて動いたり、日常生活での困りごとを共有するための場を形成したりしてきた。こうした主体的な働きかけによって成人の発達障害者としての自身の立場を獲得し、アイデンティティを確立し、場合によっては積極的に自身の経験について発信をしてきた人々を、「当事者」であることを選び取った人々という意味で「成人当事者」と捉える。本章ではこうした成人当事者たちの語りや活動に着目し、とりわけ彼ら彼女らが発達障害をめぐる言説とどのように関わってきたのかに関心を寄せながらみていく。

1　中途診断者としての成人当事者

テレビで発達障害の番組をやってたんです。学校にこういう特性をもった子どもがいるとか。それ見て、ああこれ自分じゃん、って、小さい頃の自分だなって思って、それが一番最初ですかね。自分ってもしかして発達障害なのかもって思ったのは。

これは二〇〇八年に行った三十代の男性へのインタビューの一部だ。この男性はこのテレビ番組がきっかけで、医療機関を受診し、三十代にしてはじめて自身が発達障害であることがわかった。子どもの頃から周囲との関わり方やコミュニケーションにむずかしさを感じており、勉強でも部活でも挫折経験が多かったという。高校を卒業して社会に出てからもそれは続き、仕事についても短期間で辞めてしまうといったことを繰り返していた。周囲が当たり前にこなしているように見えることがなぜ自分にはできないのかがわからず、「周りの人たちがすごい」のだとずっと思っていたという。このように、私がフィールドワークをしていた時期に出会った成人の発達障害者の方たちは、発達障害が一般に認知されるようになる前に学齢期を過ごしていたため、これまでの章で描いたような診断や支援を子どもの頃には受けておらず、大人になってからはじめて発達障害について知り、「もしかして……？」という気づきに至っていた。

そのきっかけは、先ほどの男性のようにテレビ番組で、というケースも多いが、注意欠如・多動症の当事者であるサリ・ソルデンの著書で当時日本でもベストセラーになった『片づけられない女たち』(Solden 1995／ニキ 2000) などの本をきっかけとしてあげる人も多かった。ただ、当時は成人の発達障害を診ることができる医療機関が少なく、そうした機関に予約を取ろうとしても何か月も待たなければならない状況にあって、気づいたからといってすぐに診断に結びつくとは限らなかった。結果的に、私が出会った成人の当事者は「自分でそうだと思っているけれど、まだ診断を得ていない人たち」が大多数であった。

それでも、診断の有無に関わらず、自分は発達障害があるのではないかと考えることは、本人にとって大きな転機となる。先ほどの男性は、発達障害について知ったことで、それまで学校や職場で経験してきた挫折について「ああ、そういうことだったんだって腑に落ちるという」感覚をもったといい、また別の女性は「診断が下りたときは、名前をもらったという点で、これまで自分が仕事をちゃんとできずに転々としてきたことを、自分でゆるしてあげようという気持ちになった」と話している。診断を得ることなく幼少期を過ごし、大人になってからはじめて診断を得た人々のことを、発達障害関連のコミュニティでは「中途診断者」とよぶことが多いが、このように、発達障害に出会うことでそれまでの自分自身の人生に対する意味づけが大きく変化するのは、中途診断者の語りの特徴だといえる。なぜ勉強でつまずいていたのか、なぜ人間関係で悩むことが多かったのか、本人もよくわからないままにそれが自分という人間だと思っていたことについて、発達障害が足りなかったパズルのピースのようにはまり、新たな解釈の可能性が開かれる。先ほどの女性が「ゆるしてあげようという気持ちになった」と話しているように、発達障害との出会いは多くの場合に自分の人生を肯定的に再評価するか、少なくとも自責感を緩和するものとして受け止められていた。それは逆にいえば、「なんだかわからないが人と違う」という違和感をもちながら生きていくことが、環境にもよるが大変に過酷なもので、自尊心を削られていくような経験であったということの裏返しだろう。

ところで、成人の発達障害者は当初から多くの場面で「成人当事者」とよばれていたが、子どもについては「未成年当事者」とか「小児当事者」とかいったような呼び方はしない。なぜ、成人だけに「当事者」がつくのだろうか。中西らは、長らく自分で自分のことを決めるという主体性を奪われてきた社会的弱者（女性や障害者など）が、自身の経験やニーズを言葉にし、共有し、蓄積していくような立場性のことを当事者性としており、当事者主権とはそうした立場性の奪回のこととしている（中西ら 2003）。成人の発達障害者を「成人当事者」とよぶのも、こうした主体性の問題と絡んでいるように思う。発達障害が注目されるようになった頃、子どものことばかりが議論されていて、そんななかで、「私たちもここにいる」と自ら発信しはじめたのが成人当事者たちだった。子どものことを論じていたのは親や学校、行政、福祉など、子ども本人を取り巻く大人たちであったが、成人については本人たちが自ら気づき、発達障害を自身の人生のなかに位置づけ、まさに「当事者」として声をあげはじめたのだ。

二〇〇〇年代後半において、学校関係者や発達障害の子どもをもつ親たちを対象としたシンポジウムなどでは、こうした成人当事者を招き、講演を依頼することも多かった。そうした場での彼ら彼女らの語りは、これまでの生い立ちにおいて直面したさまざまな困難と生きづらさにまつわる話題が中心だった。それは、自ら語る言葉をもたない子どもたちの代わりに、その時期を生き抜いてきた成人当事者に語ってもらうことで、家族や支援者が子どもたちの状況についての理解を深めるという意義をもっていたが、同時に、子どもたちが支援を受けないまま大人になるとこういうことになってしまいますよ、という警鐘を鳴らす意味合いも孕んでいた。支援の仕組みができる前に育った成人当事者は、自己肯定感が低く、しばしばうつなどの二次障害を抱えており、そうした「しんどさ」について語った。発達障害児と関わっている大人たちはそれを聞いて、「自分が関わっている子どもを、こういうふうに大人にならせてはいけない」と感じ、日々の支援活動により一層熱意を注ぐ。結果的に成人当事者たちの語りは、支援を受けないで育った場合の反面教師的な役割を纏いながら、当時、スローガンのように謳われていた「早期発見・早期療育（あるいは介入）」というメッセージの重要性を際立たせるものになっていた側面があった。当時、インタビューをしたある当事者はこのことについて、このように語っていた。

子ども（について）は、早期発見、支援に向かってるので、大人の当事者とは経験が違うと思います。それで、犯罪を犯す発達障害者は、未診断未治療だった、っていうようなことがよく言われるじゃないですか。中途診断者はそういう意味で、反面教師の扱いですよね。

ここで犯罪について触れられているのには、当時、さまざまな事件報道において、加害者に発達障害があったことが明らかになっていたという背景がある。一九九七年の神戸連続児童殺傷事件は、事件の残虐性と、加害者がわずか十四歳の少年であったという点でマスコミが非常にセンセーショナルに報じた事件だったが、この少年が事件以前に母親に連れられて専門機関を受診し、ＡＤＨＤの疑いを指摘されていたことがわかった。また、二〇〇一年には東京・浅草で、レッサーパンダのぬいぐるみ帽子をかぶった男が面識のない女子大学生を刺殺するという事件が発生し、その風貌の特異さから盛んに報道されたが、この加害者も発達障害と軽度の知的障害があることが明らかにされた。さらに二〇〇三年、十二歳の少年が四歳の男児を暴行し、転落死させた長崎男児誘拐殺人事件でも、加害少年が精神判定の結果、広汎性発達障害と診断されるということがあった[注(1)]。こうした事件を皮切りに、さまざまな事件の報道との関連で発達障害が取り上げられるようになっていた。こうした一連の報道は、司法における発達障害者の責任能力をめぐる議論を推し進める一因にもなったが（佐藤 2005）、他方では、広く社会に対して、発達障害と犯罪行為が深く結びついているかのような印象を与えるという負のインパクトがあった。しかも、これら三つの事件についてみてみると、神戸連続児童殺傷事件は被害児童の頭部を中学校の校門の前に置き、犯行声明文をその口に入れるという猟奇的な性質をもっており、レッサーパンダ帽男の浅草事件は加害者の風貌の特異性が際立っていた。長崎男児誘拐殺人事件では被害者が全裸にされて性器を切りつけられていた。こうした犯行の特異性や、加害者の動機・心情が理解しがたいものである点について、発達障害を持ち出すことでそれを説明しようとする向きがあったことは否定できない。「なぜそんなことを……」という疑問を抱いてしまうような事件において、発達障害という概念が、そのわけのわからなさに対するとりあえずの答えとして機能していた側面があったのではないかと考えられる。発達障害とはどういう障害なのかという一般的な理解が進んでいない時期にこうした報道がなされたことは、発達障害に対するイメージを大きく損なうもので、日本自閉症協会などの関連団体がメディア上で、発達障害と少年犯罪を安易に結びつけることの危険性について声明を出したほどだった。また、発達障害に詳しい臨床心理学者の辻井正次も、新聞に寄せた文章で次のように書いている。

障害を持つ子どもの友達の親には「危険だから遊んでいけない」と言う人もいた。父母懇談会で「絶対に危害を加えないと保証できるのか」と非難まじりの質問を受ける親もいた。「もう僕は就職できません」と悲観し抑うつ的になった青年もいた。これは新しい偏見による被害だと言っても過言ではない（朝日新聞 2003）。

このように、メディアにおいて発達障害が少年犯罪との関連において論じられることで、発達障害者を犯罪者予備軍であるかのようにスティグマ化する風潮が出てきていたのだ。また、加害者らの発達障害は、事件後に明らかになったものであったり、過去に受診歴があった場合でも具体的な支援に結びついていなかったりしたケースが大半であったため、先ほどあげたインタビュー中の「犯罪を犯す発達障害者は、未診断未治療だった、っていうようなことがよく言われるじゃないですか」というコメントにつながってくる。未診断未治療の発達障害者は犯

注⑴　これらの一連の報道における、加害者の障害名などについては報道機関によって異なっていた場合もある。そのあたりの経緯については野沢ら（2006）が詳しい。

罪を犯すかもしれない、だからなおさら、早期発見・早期療育が重要である、という考え方は、未診断未治療の発達障害者に対する偏見を含んだ誤解の上に成立しているという点で、とても危うい。実際のところ、事件において加害者の発達障害に焦点をあてるのは、加害者の特性や生活環境について理解するための一つの手だてにはなるかもしれない。しかし、犯罪事件の背景には当然のことながら常にさまざまな要因が複雑に関連し合いながら存在しており、そのうちの一つを取り出して原因とすることはできないし、安易にそうすることは先ほどの辻井のコメントに出てきたような「新しい偏見」を作り出すことにもなってしまう。それでも、こうした事件の報道が早期発見・早期療育を後押しするようなかたちで、療育を受けなかった場合の予後を想起させるものになっていたことは事実といえるだろう。このように、成人当事者は当初、子どもには言語化できない経験的世界を語れる存在として受け止められていた半面、早期発見・早期療育を推し進める動きのなかで周縁化され、事件報道などとの関連で社会に肯定的に受容されづらい状況に置かれていたといえる。

2　成人当事者の発信活動

成人当事者という存在はその後、さまざまな場でより可視化されていった。支援者や家族に対する講演会のみならず、マスメディアに登場したり、ブログなどで発信活動を行ったり、自身の経験を本として出版したりといった形で精力的に発信活動を展開する当事者たちが登場してきたことによる。もちろん、こういった活動をしているのは成人当事者全体からみればごく一部だし、二次障害などに苦しみ、生活をするのに必死でそれどころではない人も大勢いる。それでもこうした発信活動の蓄積が、全体として「成人当事者の語り」を形成し、また展開させてきたことも事実だ。

発達障害の当事者本はいまやたくさん出ており、それらを網羅的にみていくことはここではできないが、特に初期に当事者本として最も読まれていたのは泉流星の『地球生まれの異星人―自閉者として、日本に生きる』（泉 2003）やニキ・リンコ・藤家寛子の『自閉っ子、こういう風にできてます！』（ニキら 2004）といった本だろう。これより前に、テンプル・グランディン『我、自閉症に生まれて』（Grandin et al 1986／カニングハム 訳 1994）やドナ・ウィリアムズ『自閉症だったわたしへ』（Williams 1992／河野 訳 2000）といった海外で出版された本の訳書が出ていたが、日本で当事者として生きる著者らが書いた本は、それらとは違った親近感をもって読まれたのだろうと思う。泉流星は本のタイトルに「異星人」という言葉を使っており、「エイリアン・マインド」というホームページも運営していた（現在更新停止中のようだ）が、ニキ・リンコもかつて、「自閉連邦在地球領事館附属図書館」という名前のホームページを運営しており、本来「自閉連邦」に所属するのに地球に赴任しているというパロディ的設定でサイトを構成していた。いずれにおいても、社会に適応することのむずかしさから、まるで自身がもともとここに生まれついた人ではないかのような「異星人」的なアウェー感をもちながら生きてきた、という意味のメタファーだ。この異星人のメタファーは当時、英語圏の国々をはじめとする海外の自閉スペクトラム症などの当事者コミュニティで頻繁に使われていたのだが、両名はいずれも海外経験があったり翻訳を仕事にしていたりと外国の当事者コミュニティの様子を知る立場にあったことからか、そうした海外の自閉スペクトラム症をめぐる啓発運動の空気感をまとった情報発信をしていた印象がある。海外での異星人メタファーはその後、障害学の社会モデル・文化モデルとも関わり合いながら、発達障害を障害ではなく人の多様なあり方の一つであるとするニューロダイバーシティ運動へと展開していった。ニューロダイバーシティ運動は日本ではまださほど定着していないが、その源流にある、異なる習慣やコミュニケーションの作法をもつ文化的他者としての発達障害者、という捉え方を日本の読者に向けて最初に示してくれたのがこれらの本だったのだと思う。

これ以降、多くの本が発達障害の成人当事者によって書かれるようになり、医療者や支援の専門家とは異なる、一人称視点での「発達障害の経験」が世の中に発信されるようになっていった。そのなかには、たとえば南雲明彦『ＬＤは僕のＩＤ―字が読めないことで見えてくる風景』（2012）のように、発達障害やそこからくる二次障害に苦しんできた生い立ちが自分史というかたちでまとめられているものもあるが、他方では、自身の特性そのものに焦点をあてて、周囲と違う言動についてそのときの気持ちや意図を「解説」しようとするものもある。たとえば、小道モコ『あたし研究 自閉症スペクトラム〜小道モコの場合』（2009）や、（これは発達障害をもつ十歳の女の子とその母親が書いているので、厳密には成人当事者による本ではないが）高橋紗都・高橋尚美『うわわ手帳と私のアスペルガー症候群』（2008）などがそれにあたるのではないかと思う。周囲とは違う優先順位やこだわりのもとに行動したことについて、「あのとき実はこういうことを考えていた」という解説は、発達障害者の経験する世界と定型発達者の経験する世界を橋渡しするもので、いわば翻訳のような作業であり、家族や支援者が読んで「そういうことだったんだね」と納得して今後の関わりに活かしていけるヒントが含まれている。文化人類学者が書くエスノグラフィーも、異なる文化をもつ人々の習慣や風習のもつ意味を解釈して書くという点で近しいものがあり、個人的にとても興味深く感じた。その後、「トリセツ」（取扱説明書）といった言葉を使って特性や関わりのポイントを定型発達者に向けて当事者自身が解説するような本も多く登場したが、そうした一連の流れの起点になったのがこれらの本ではないかと思う。南雲の本に代表されるような自分史的な書籍に発達障害者の生きづらさをめぐる社会への問題提起と啓発の意味合いが込められているとすれば、後者のタイプの本は違いを乗り越えて理解を推し進めるための具体的な手立てを模索するものだとも捉えられるのではないだろうか。

また、もう一つ、発達障害の当事者本として多くの人に読まれたのは、綾屋紗月・熊谷晋一郎『発達障害当事者研究—ゆっくりていねいにつながりたい』（2008）だろう。当事者研究とは、北海道にある「べてるの家」という精神障害者などのための地域活動拠点で始められたプログラムで、病や障害の当事者がグループでのミーティングのなかで自身の生活での苦労などをテーマとして話し合い、その背景にある意味についての理解を深め、対処の方法や折り合いのつけ方などを試行錯誤しながら研究していくというものだ。綾屋ら（2008）はこうした当事者研究の考え方を用いて、発達障害の当事者が感覚運動情報をまとめ上げることにむずかしさがあることを細やかに解説している。医療者や支援者の視点に立って介入を目指す研究が、最終的には社会への適応力の向上を目指すのに対して、他者と関わること以前にある本人の内なる違和感を徹底的に突き詰めていく本書の姿勢は、それまでの発達障害の当事者本ともまた違ったアプローチで、当事者の経験的世界を探求することの新たな意義を見出している。

このように、書籍だけをみても、当事者による発信はさまざまな角度から自身の経験を描き出し、専門家の知とは異なる知を生み出してきたといえる。それはもちろん、家族や支援者など日常的に当事者と関わる人々が読めば理解が深まり、役に立つものでもあるだろうけれど、「支援に役立つ」という目的に収斂させ、矮小化してよいようなものではない。当事者の語りの豊かさと鋭さはむしろ、それを何かに役立てるというせせこましい気持ちに対して恥ずかしささえ覚えさせる。ところで、ここで紹介した本の著者たちの世代の当事者はほとんどが中途診断者だ。二〇〇九年に、とある成人当事者にインタビューをしていたとき、当事者による出版活動についての話になったのだが、そのときにその方がこう話していた。

いまの子どもたちが大きくなったら、当事者としての語りは教科書的になっていくと思いますよ。親の囲いこみがあって表現しなくなったりとか。いまの中途診断者のほうが面白い語りをするんじゃないですかね。（中略）療育の罠というべきか、当事者として批判的な発言ができる人が育っていないんじゃないですかね。

あれから十四年ほど経ち、幼少時から介入を受けて育った世代も出てきているし、そうした当事者が書いた本も少しずつ出版されはじめている。もう少し時間が経たなければそこに違いがあるのかどうかを俯瞰的に分析することはむずかしそうだが、確かに質的な変化はあるのかもしれない。かつての中途診断者が生み出したような（「教科書的」なものと対峙する）オルタナティブな語りは、前節で書いたような中途診断者の微妙な立場性の上に成り立っていたものだ。しかし、早期発見・早期療育という流れのなかで育った若い世代にも、彼ら・彼女らならではの当事者性があるのではないだろうか。たとえばそれが幼少時から関わってきた主治医や療育者との対話的な関係の上に成り立つ当事者性なのだとしたら、初期の当事者の語りほど尖った批判精神に満ちてはいないかもしれないが、また別の洞察に満ちたものなのではないかと期待している。

3　成人当事者の自助活動

続いて、成人の自助活動についても触れておきたい。成人の場合は子どもと違って、支援のプログラムやそれを受けるまでの道筋がさほど制度化されておらず、また既存の支援は就労移行支援が中心となっていて、仕事に就くこととそれを継続することに主眼が置かれているといえる。が、当然のことながら当事者の悩みは仕事のことばかりではなく、普段の暮らしや家族・友人との付き合いなどさまざまなところにある。成人の自助グループは、公的な支援の行き届かないこうした細やかな悩みを共有・相談したり、本人が解決するための手がかりを提供したりする場として展開してきた。東京のような大きな都市では現在数十もの自助グループが活動をしているが、その形態はさまざまで、定期的に集まって雑談をするお茶会、一緒にゲームやレクリエーションを行う余暇活動的なもの、外部講師を招いての勉強会、テーマに基づくプレゼンテーションやコミュニケーションのワークショップなどがある。ＳＮＳ上などオンラインにのみ存在するコミュニティなども含めれば、実に多様な自助グループが存在していることがわかる。私が出会ってきた成人当事者の多くは、複数の自助グループに参加してみて自分にあうところを探したという。あう・あわないというのは、グループがそれぞれに異なる志向性や目的意識をもっていて、それが本人のニーズにマッチするかどうかということだ。たとえばある当事者は、参加してみた自助グループがおもに困りごとについて話し合う場を提供していて、離職したとか家族と喧嘩しているとか経済的に困窮しているといったネガティブな話を聞いて気が滅入ってしまい、またそれについてほかの参加者から建設的な助言が出るわけでもないところに、「ほとんど愚痴大会みたいなもん」だったとうんざりした様子で話していた。このように、参加してみて自分のニーズとあわない、と離れていく人もいるが、ネガティブな気持ちのはけ口が必要でそういう場を求めている当事者もいるからこそ、その自助グループは成り立っている。その意味で、自助グループのような草の根的な活動は、公的な制度や医療サービス、民間企業・団体などが提供できていないもの、満たせていないニーズを自分たちの力で埋めていこうとするかたちで展開してきたといえる。

たとえば、私がフィールドワークを行った自助グループのなかに、「コミュニケーション」に関するワークショップを実施することを主体としていたグループ（A会とする）があった。A会は発達障害当事者である代表者が統括している組織だが、その下に複数名のファシリテーターとよばれるスタッフがおり、ファシリテーターたちが実際のワークショップにおける司会進行役を務める。ワークショップは、発達障害に限らず、コミュニケーションに困難を抱えている人や支援者・家族などにも開かれたもので、一回二時間程度のものを主軸としており、アイスブレークから始まってさまざまなコミュニケーション活動を織り交ぜたプログラム構成となっている。そのなかには、ファシリテーターの問いかけに対してできるだけ突拍子もない答えをするという「まじめにでたらめクイズ」や、「あかさたなで自己紹介」といって自己紹介の最初の言葉についてア行、カ行といった縛りが課せられ、カ行なら「金曜日に仕事をずる休みした田中です」といった具合に自己紹介を行うものもある。また、プログラムの目玉は二人一組になって与えられたお題について五分程度のフリートークを行うというもので、そのなかで相手に質問をする回数や話題を転換する回数などについて自己申告で目標が設定される。全体を通して、テンポやタイミングなど時間的な制約が強く意識されるプログラムデザインになっており、集中力と緊張感が求められる。

こうしたワークショップを開催するに至った問題意識について、A会の代表は、「スキルの前の想像力と創造力がすごく置き去りになっている」と話していた。コミュニケーションに焦点をあてた支援はほかにも多く存在するが、それらは名刺の渡し方やお辞儀の仕方といった、特に就労に直結するようなマニュアル化された作法としてのソーシャルスキルであり、その手前にある、名づけ難くマニュアル化しづらいコミュニケーションの機微を学ぶための場がない、ということが代表の問題意識であった。実際、多くの成人の発達障害者がコミュニケーションのむずかしさを感じる場面というのは、形式化された挨拶などではなく、相手との距離感に応じたちょっとした世間話の仕方や、会話のキャッチボールの仕方、冗談の言い方などにおけるものだ。こうした何気ない日常のコミュニケーションには、マニュアル化できるような正しいやり方というものはないが、会話の相手が感じる自然さ、流暢さ、心地よさといったものはある。A会ではこれを、会話のなかで相手に質問する回数や話題の転じ方の巧拙といったかたちである程度言語化して目標設定しつつ、実践練習での試行錯誤を通して身に着けていくことを目指している。また、A会の特徴として興味深いのは、すべての参加者が自分でつけたあだ名で参加しており、本名はもとより、職業や住んでいる場所などの個人情報をお互いに明かしてはならないというルールを設けている点だ。これは、うまくコミュニケーションがとれないことが友人を失うことや職場の人間関係を損なうことなど、本人の生活世界におけるリアルな影響に結びつかないようにする配慮でもあり、またそうしたしがらみから自由な実験場だからこそ、いろいろなコミュニケーションの取り方を臆することなく「試せる」機会を提供するためでもある。

A会の実践は、代表が話していたように、既存の発達障害者支援におけるソーシャルスキルトレーニングという枠組みのなかで行われるコミュニケーションの支援が扱ってこなかった領域のコミュニケーションを扱おうとするものだ。その意味で、先述したように、成人の自助グループが既存の制度の穴を埋め、満たされていないニーズを満たすための場を提供しているといえるだろう。それはまた、既存の制度や支援メニューが就労とその継続に大きな重きを置いていることに対するアンチテーゼとも思われる。実際、発達障害をもつ人を人材として活用できていないことによる日本の経済的損失は二・三兆円にのぼると二〇二一年に野村総合研究所が推計して話題をよんだ（野村総合研究所 2021）。こうした推計によって煽られる危機感は、就労支援の拡充に結びつきやすいが、それは当事者がより生きやすくなることと必ずしもイコールではない。A会の代表の「スキルの前の想像力と創造力」という言葉は、就労だけに的を絞った支援からは零れ落ちるもの、すなわち他者とつながり、そこから充足感を得て、豊かに生きるためのコミュニケーションのあり方を示唆しているように思われる。

これまでみてきたように、発達障害の成人当事者は、さまざまなかたちで発達障害をめぐる社会の了解や認識、偏見などと向き合い、時に対峙しながらその立場性を確立してきた。それは、発達障害をもつ子どもが学校や療育の場で対象化されてきたのとはまったく違う立場性だが、それだからこそ、成人当事者たちがもつオルタナティブな視点やそれが活かされた活動は、現在の私たちの発達障害に対する理解の重要な一側面を形成しているといえるだろう。

文　献

・Solden S(1995)：Women With Attention Deficit Disorder: Embracing Disorganization At Home And In The Workplace. Nevada City, Underwood Books〔ニキ・リンコ　訳（2000）片づけられない女たち．東京，WAVE出版〕
・中西正司・上野千鶴子（2003）当事者主権．東京，岩波書店．
・佐藤幹夫（2005）：自閉症裁判：レッサーパンダ帽男の「罪と罰」．東京，洋泉社．
・野沢和弘・北村　肇（2006）：発達障害とメディア．東京，現代人文社．
・朝日新聞（二〇〇三年十月十五日）：長崎事件　アスペルガー症候群に理解を．辻井正次（私の視点）朝刊．
・泉　流星（2003）：地球生まれの異星人―自閉者として、日本に生きる．東京，花風社．
・ニキリンコ・藤家寛子（2004）：自閉っ子、こういう風にできてます！　東京，花風社．
・Grandin T, Scariano M(1986)：Emergence: Labeled Autistic. Novato, Arena Press〔カニングハム久子　訳（1994）我、自閉症に生まれて．東京，学研プラス〕
・Williams D(1992)：Nobody Nowhere: The Extraordinary Autobiography of an Autistic Girl. New York, Doubleday〔河野万里子　訳（2000）自閉症だったわたしへ．東京，新潮社〕
・南雲明彦（2012）ＬＤは僕のＩＤ―字が読めないことで見えてくる風景．東京，中央法規出版.
・小道モコ（2009）：あたし研究 自閉症スペクトラム～小道モコの場合．京都，クリエイツかもがわ．
・高橋紗都・高橋尚美（2008）：うわわ手帳と私のアスペルガー症候群．京都，クリエイツかもがわ．
・綾屋紗月・熊谷晋一郎（2008）：発達障害当事者研究―ゆっくりていねいにつながりたい．東京，医学書院．
・野村総合研究所（2021）：デジタル社会における発達障害人材の更なる活躍機会とその経済的インパクト―ニューロダイバーシティマネジメントの広がりと企業価値の向上―．（2023.7.2 閲覧：https://www.nri.com/jp/knowledge/report/1st/2021/cc/mediaforum/forum308）

第6章

複雑なアイデンティティ

第6章　複雑なアイデンティティ

発達障害に対する社会的認知度が高まっていくなかで、ひきこもりや依存などほかの生きづらさを抱える集団のなかに実は発達障害者が多く隠れている、ということがいわれるようになってきた。さまざまな心身の不調の背景に発達障害があるケースについて「重ね着症候群」といった表現が使われていたこともあり、二次障害に関しては多くの研究もなされているが、本章ではより社会的な見地に立ち、複数のマイノリティ性を併せ持つことによる差別や不利益の構造にアプローチする、インターセクショナリティという考え方からこのことについて考えてみたい。発達障害そのものとは少し離れたところに困り感をもち、別の支援につながったり自助グループなどの当事者コミュニティに所属することを選んだりした人々が、自身のアイデンティティを表明して経験を語るための手がかりとして、交差性というキーワードが役立つのではないかと考える。

1　ここにもあそこにも、発達障害

二〇一〇年頃、縁があって日本とフランスのひきこもりに関する国際研究をするグループに入れていただく機会があった。私の研究テーマである発達障害とは少しずれるテーマではあったが、精神科医療に関わる医療者と医療人類学者によるグループだったので、自分の領域と大きく離れるわけではないかなと思って参加することにした。そこでは、日本のひきこもり経験者や支援者にインタビューをしたり、フランスの関連施設を視察して専門家と意見交換をしたりしていた。日本国内のひきこもりの支援においては、居場所という、家でも学校・職場でもない場を用意して社会参加へのステップとしてもらうかたちの事業があるが、こうした居場所に来るひきこもり経験者のなかに、発達障害の人が一定数いる、という話を聞いたのもこうした活動のなかでのことだった。私自身のフィールド以外の場で発達障害の人が集まっている、ということを聞いたのははじめてで、とても驚いたのを覚えている。ひきこもりとは、社会とつながることを避けて家庭にひきこもっている「状態」を指す言葉であり、その状態に至るきっかけや経緯は人それぞれだ。なかには、発達障害が先にあって、それをきっかけとしてうつなどの二次障害を起こしてひきこもり状態になる人もいるだろうとは想像できたけれど、ひきこもり支援の現場にそれほど目立つ割合で発達障害者がいるということはイメージしていなかった。ひきこもりの居場所事業に関わる人は、「ひきこもりのなかでも発達障害がある人は、支援のニーズも少し違う」ということを話していて、現場において発達障害をもつ人がほかのひきこもりの人とは異質な存在として見えているようであることが印象的だった。実際、この頃にインタビューをした、ある大学の学生相談窓口の心理士が、発達障害があって学生宿舎にひきこもり状態にある学生の事例について話してくださったのだが、そのときにこのように言っていた。

社会とのつながりをもつことを積極的に拒む、嫌がるというより、外に出て人と接する必要が特にはないから家にいるだけという感じで、本人は自身の状態にあまり葛藤を抱えているようには見えないんですよ。それで、宿舎に行ったら、外が寒いから出たくないと言って、布団をかぶってて。家に暖房器具もなくて、まずは暖房器具を買うお金はある？　っていうところから。そうしたら（部屋が暖かくなったら）まずは布団から出られるかなって。何かそういう、ひきこもりになっている根本の部分が、（発達障害の人は）ちょっと違うんですよね。

こうした違いは私が所属していた研究グループのなかでもしばしば話題にあがっていて、発達障害を下地にもつひきこもりは、自分の経験や考えを内省して言語化することを糸口とするような介入にはあまり向いていないのではないか、ということもいわれていた。それでも、当事者のなかには自身の困り感を表すのに「発達障害」より「ひきこもり」という言葉のほうをより身近で的確なものとして捉え、そちらの支援につながろうとする人々がいる。もちろん、そのなかには発達障害については未診断で本人も無自覚である場合もあるだろうが、そういうケースばかりでもない。本人が主体的に自身の困り感を別のところに焦点化し、支援のルートを選び取っている場合もある。発達障害を研究しようとして、発達障害を看板として掲げる団体などでフィールドワークをしてきた私にとって、このことは「ここにはいない発達障害者」の存在に気づかされる出来事だった。

この頃を境に、ほかにもさまざまなフィールドに関わる研究者や支援者から、「発達障害者がたくさんいる」という話を耳にすることが多くなっていった。たとえば、外国にルーツをもつニューカマーの子どもたちのことを研究している人から、そうした子どもたちが発達障害を疑われて特別支援教育の対象となるケースが目立つようになっている、ということを聞いた。学校で落ち着きがないとかパニックを起こすとか学習面での遅れが目立つとかいった理由があるようだったが、日本語能力が不十分であったり、学校にふさわしいふるまいについて文化的に異なる規範を身に着けていたりする子どもが、日本で生まれ育った子どもと違う言動を見せるのはある意味自然なことで、発達障害を疑うことが妥当なケースばかりではなさそうだということだった。さらには、不登校、ホームレス、貧困、摂食障害などさまざまな問題を抱える人々に関わる同僚の研究者などから、発達障害者が多くいる、という声が聞かれるようになっていった。

そうしたなかで、記憶をさかのぼってみると、実は（本人の選択によるものではないが）「ここにはいない発達障害者」の存在に触れたことが、私の調査の最中にも一度だけあったことを思い出した。ある発達障害関連団体でフィールドワークをしていたとき、少年院で働いているという人が団体にやってきたことがあったのだ。その人は、少年院にいる子どもたちのなかに発達障害を疑うケースが結構あるのだと言って、どのように関わったらよいか、アドバイスを求めに来所していた。そのときは、「うまく診断から支援のレールに乗れなかった子どもたちが、いろいろな事情から法を犯すに至ってしまうことがあるんだな」と思ったのだが、犯罪を犯すリスクの高い状況に陥ってしまうことと、発達障害があることとの関連についてもう少し想像力を働かせることができていたら、こうしたさまざまな現場に可視化されない発達障害者がいることに気づけていたかもしれない。

三、四年前から、私は発達障害の研究に一応の区切りをつけて、次の研究対象として依存の問題を選んだが、そのきっかけも、「依存の問題を抱える人々のなかに発達障害者が少なからずいる」と聞いたからだった。現に、日本自閉症協会が二〇二〇年に「発達障害の視点から見たギャンブル等の依存〜多様性の理解と適切な支援のために〜」という研究事業を実施し、アンケート調査を基に、具体的な事例を盛り込んだ啓発用の冊子やリーフレットを発行していることからも、発達障害者にとって依存が身近な問題であることがわかる。この啓発用の冊子の冒頭には、「今、ネットやゲーム、ギャンブルなどの依存問題がクローズアップされています。相談事例から、ある種の生きにくさを抱える方が相当数いらっしゃる事が分かってきました。そしてその中に発達障害やその傾向がある人が少なくないことが認識されるようになりました。」とあり、「ある依存回復支援機関の利用者二十八名」のうち、発達障害の診断がある人が四十三％にのぼったということが報告されている（一般社団法人日本自閉症協会　2020）。

ひきこもりと同様に、依存の問題を抱える人にも専門的な支援のリソースがある。依存への支援においては、アルコールの問題を抱える人のための「アルコホーリクス・アノニマス（ＡＡ）」などに代表されるような自助グループでの定期的なミーティングに参加し、12ステップといわれるプログラムを経ることが、一つの主流な手立てだ。これは、依存している対象に対して自身がコントロールできない無力さを認め、自助グループの先輩らの力を借りながら、依存によって経験した過去の過ちを認めて修正していくというものだ。ただ、これも発達障害がある人を想定したプログラムではない。国内ではじめてのギャンブルへの依存の回復施設である認定ＮＰＯ法人ワンデーポートの施設長の中村努は、二〇〇五年から二〇一二年頃にかけて発達障害のある人が増えてきたとしていて、そうした人たちへの介入の仕方について、「発達障害や知的障害がある人は、依存症とみなすことや自助グループのミーティングへの参加で回復を促す方法は適さないのではないか」（認定ＮＰＯ法人ワンデーポート編 2022）という問題提起をしている。それでも、発達障害を背景にもちながら依存の支援につながっていく人々はいる。

日本国内のギャンブル依存というとまずパチンコを思い浮かべる人も多いと思うが、パチンコ依存について電話相談窓口を設置している認定ＮＰＯ法人リカバリーサポート・ネットワークにヒアリングをした際にも、発達障害やそれを疑うケースは少なからずあると、相談員の方が話してくださった。しかし、「精神医学的問題やアルコールなどといったぱちんこ以外の問題が重複している場合であっても、本人はぱちんこの問題が最も重大な、あるいは中心的な問題であると考えていることが多い」（認定特定非営利活動法人リカバリーサポート・ネットワーク 2021）と報告書にある通り、本人にとっては今目の前にある問題はパチンコの遊び方のほうだと理解されているのだ。

ところで、ギャンブルは日本では成人でなければできないが、最近注目されているネットゲームへの不健全なのめりこみなどは主として未成年の子どもの問題として論じられている。こうしたゲームへの依存についても、発達障害をもつ子どもにその傾向が強いのではないかということがいわれており、それを検証する研究も出てきている（関ら2021）（吉川2020）（増田ら2022）。子どものゲームのやりすぎは本人が助けを求めにくいことや、よほど心身に不調をきたさない限りは医療や福祉につながりづらいことから、支援施設などにおいて顕在的に「ゲーム依存の子どもたち」という集団が形成されることは少ないが、特にコロナ禍において家で過ごす時間が長くなったことで、不健全な遊び方を危惧する親の声が少しずつ聞かれるようになってきた。

ちなみに、依存の支援の現場では、人がなぜ特定の行動やモノに依存するのかについて、自己治療仮説という考え方が広く支持されている。自己治療仮説とは、もともとさまざまな痛みや葛藤をもつ人たちが、それをひと時忘れさせてくれるようなものを使って緩和しようとした結果、その行動やモノに依存するようになっていくという考え方だ。たとえば大切な人を亡くしたとか、トラウマ的な経験をしたといった痛みを、飲酒によって紛らわせているうちに酒がやめられなくなる、といったケースが考えられる。本人の気質や酒自体の問題ではなく、その上流にある辛さそのものにアプローチしなければ、状況は改善しないという考え方にもつながる。実際、依存の問題を抱える人々のなかには、対象が一つだけでなく、複数の行動やモノに対して同時に依存していたり、一つが収まってもまた別のものに移行したりといったクロスアディクション（多重嗜癖）が見られることも多く、ギャンブルやゲームなど依存対象のものの自体を排除して済むようなことではないことがわかる。

2　どのマイノリティ性を標ぼうするか、ということの先に

話を戻すと、このようにひきこもりや依存などさまざまな問題を抱える人々のための支援の現場に発達障害者の姿が少なからず見られるということから、まず思い浮かべるのは二次障害の問題だろう。**第2章**でも簡単に触れたが、発達障害には二次障害といって、「本来の発達障害の特性から由来したものではなく、子どもの生育過程で影響を受けた家庭や学校などの人的・物的環境によって二次的に生じた症状」（作田 2022）が現れることがしばしばあり、こうしたさまざまな二次障害を経験している人々が、それぞれの困り感が最も顕在化している場で助けを求めているとも考えられるだろう。しかし厳密にいえば、何が一次的で何が二次的かの区分けはむずかしく、また医学的には発達障害と合併しうるさまざまな問題について、その時間的な前後関係や二つの症状の発現の関係性などに注目することも重要になってくる（滝川 2020）（杉山 2020）。また、何が一次的で何が二次的かということをはっきりさせるのは、介入の具体的な手立てを考えるうえでは有用かもしれないが、二次障害と思われることを必死に訴えている本人に対して、「あなたの問題の本質はそこではない」と否定する態度にもつながりかねないのではないかという心配も出てくる。したがって、ここでは一次・二次といった考

え方はいったん置いておいて、本人たちが何を問題と捉え、どのような当事者性を選び取っているのかを尊重する姿勢をもって考えていくことが大切なのではないかと思う。

前節でも少し触れたが、ひきこもりや依存の問題に関わる人々のコミュニティや支援のルートは、発達障害とはまったく別のものだ。外国にルーツをもつニューカマーの児童・生徒やホームレスに至ってはフィールドワーク中に触れたこともなかった。こうした人々は、それぞれに異なる軸において社会から周縁化されているマイノリティといえるが、それぞれが驚くほどタコツボ化されていて、相互に関わりが少ないと感じてきた。また、周縁化されている軸が、社会的階級であったりエスニシティであったり障害の有無であったりすることで、それぞれに問題意識が異なり、社会に対して声をあげるときのメッセージも異なる。

先述したひきこもりの日仏研究に携わったときにも、ひきこもりの当事者が織りなすコミュニティの雰囲気や問題意識が発達障害のそれとは大きく異なることに気づき、ひきこもりの研究を長年してきた同僚とともに、両者を比較し、論文にまとめた（照山ら 2012）。たとえば発達障害の当事者コミュニティは精神科医療と比較的近い関係をもっていて、**第5章**で描いたように診断を得ることによって自責感から解放されるなど医療との関わりと本人のアイデンティティが結びついている側面がみられるが、ひきこもりの当事者コミュニティにおいては医療ともっと距離感があり、障害年金などの社会保障へアクセスするためのツールとして戦略的にそれを活用する人がいる一方で、自身の診断名を忘れていたり、同じ診断名の人とは自身がひきこもりであるがゆえに経験が異なると考える人も多い。また、発達障害の当事者や親による運動が、社会に存在する「普通にできる」というときの「普通」をめぐる規範を切り崩して、「人と少しちがう」ことが肯定的に受け止められるような多様性を求める方向に展開されてきたことに対して、ひきこもりの当事者はそうした既存の規範に適応していくことを希求し、そこに挫折した自身を責めながらも、「なぜ我々は働かなければならないのか」などと既定の価値観を問い、オルタナティブな生き方を模索するようなアンビバレンスと葛藤が存在しているといえる。支援の現場や自助グループなど、本人たちが集まる場でお互いの悩みを相談する場面でも、発達障害においては「職場でこういうことがあったのだが、どうすればよかったか」といった具体的な局面でのエピソードやその対応策が語られやすいのに対して、ひきこもりにおいては人とつながることや社会に出て働くことをめぐるより根源的で実存的な問題意識を共有する傾向がみられる。

このように、ひきこもりと発達障害だけを例にとってみても、支援の現場や自助グループなどで織りなされる当事者のコミュニティの空気感は大きく異なる。そこにはもちろん、発達障害が一定の診断名を束ねた概念であるのに対してひきこもりはそれ自体診断とは関係のない状態像であるということ、福祉の制度的枠組みのなかでの位置づけや支援の目標が異なること、コミュニティ内の中核的な人々の年代や学校教育との距離感が異なることなど、さまざまな要因が絡んでいる。

さらには、こうした各コミュニティのなかにはしばしば「本当の」当事者とは誰か、ということをめぐる闘争と序列が存在する。それは表立って議論されるようなものではないかもしれないが、なんとなく集団の内に、性別や年代、これまでの経過や状態の重さなどについて、典型的なケースとはこういう人のことを指す、という暗黙の了解が形成される。これは同時に、典型的でない人を周縁化するような作用にもつながる。たとえば摂食障害をもつ人は女性が多いのでそのなかに男性がいたり、若者が中心のゲーム依存の人の集まりに中高年の人がいたりすると、それぞれの支援の現場や自助グループなどのコミュニティにおいて、典型的でない存在とみなされるだろう。そのために、その人たちのニーズや苦しさはその集団を代表するものではないとして脇に追いやられてしまう。発達障害をもつ人がさまざまなコミュニティに存在しているという点について、最も懸念されるのはこうした点だと私は思う。本人としては発達障害よりももっと別のところに困り感を抱いてそのコミュニティに辿り着いたのだとしても、そこで発達障害があるがために典型的でないとして周縁化されてしまうとすれば、行き場のない感覚をもつのではないだろうか。実際のところ、ひきこもりや依存に関わる場で、発達障害のある人はやや別個な存在とされている様子がうかがえる。それが支援の具体的な取り組み方における個別性への配慮に限定されたものであればよいが、もっとふわりとした場の空気感として、「あなたは本来ここにいる人ではない」といった雰囲気がもしあったらとても苦しいだろう。

3　インターセクショナリティという概念

こうしたことを検討するのに有用なツールとして、近年、人文社会科学の分野で注目を浴びている、インターセクショナリティという概念がある。まずは定義をみてみよう。

> インターセクショナリティとは、交差する権力関係が、さまざまな社会にまたがる社会的関係や個人の日常的経験にどのような影響を及ぼすのかについて検討する概念である。分析ツールとしてのインターセクショナリティは、とりわけ人種、階級、ジェンダー、セクシュアリティ、ネイション、アビリティ、エスニシティ、そして年齢などの数々のカテゴリを、相互に関係し、形成し合っているものとして捉える。インターセクショナリティは、世界や人々、そして人間経験における複雑さを理解し、説明する方法である（Collins et al 2020）。

何やらむずかしそうに思えるが、「交差」というところが一つのキーワードになっている。社会には力のあるものとないものがいて、前者が後者に対して差別や抑圧をするというわけではなく、人種、階級、ジェンダーなどのさまざまな軸が「交差」するところに私たちは立っていて、それらの要因が複雑に絡み合い、相互に影響し合うことで力関係が生じるのだという考え方だ。インターセクショナリティはもともと、アメリカのフェミニズムの運動のなかから生まれた。フェミニズム運動で中心的な存在だったのは白人女性たちで、そのなかで黒人女性は人種によって抑圧される立場にあった。他方で、人種をめぐる運動では黒人男性が中心となっていて、そちらでも黒人女性は抑圧されていた。こうした黒人女性たちの経験を捉えるとき、フェミニズム運動や人種運動といった個々のカテゴリの内部でのこととして捉えるよりも、黒人×女性というアイデンティティの交差性に着目をすることの有用性が見出されたのだ。そうすることで、差別や抑圧といった問題が、多層的に重なるアイデンティティの交差点において複雑なかたちで立ち現われてくることを明らかにできる。また、そうした人々の経験を、ジェンダーや人種といった個別のカテゴリやアイデンティティの内部の事情に回収してしまうのではなく、ほかの交差性をもつさまざまな人々の経験と比較・共有可能なものにできることで、カテゴリを超えた連携・連帯を作り出すことの契機にもなるのだ。

私自身も、インターセクショナリティという言葉は用いなかったが、こうした交差性に着目して研究をしたことがある。**第3章**の最後に少し紹介した、学校現場で働く障害教員について調査して本を書いた（羽田野ら 2018）ときのことだ。さまざまな障害をもって小学校から高校の教壇に立つ先生たちにインタビューをしたのだが、その語りのなかから、「教員」であることと「障害者」であることとがどのように関連づけられて捉えられているのかを分析した。それはインタビューに答えてくださった先生によって実にさまざまだった。ある難聴の先生は、子どもが話したことを聞き取れず子どもに責められるような経験が重なっていくことで、自身の障害が教員としての能力や自信を少しずつ損なっていくような感覚をもちながらも、いつかその障害を教育資源として活用していくことを理想としていた。また別の、手に障害をもつ英語の先生は、自身の障害と教員であることとの間には何の関係もないとし、面接などアピールできそうな場でだけ障害を「こずるく」利用してきたというが、他方で障害の重い人が中心の障害者コミュニティにおいて半人前扱いを受けて居場所を見出せなかったことも示唆していた。さらに、性同一性障害の数学の先生は、生徒からのセクハラに遭うなど苦しい経験をしながらも、ていねいで熱意ある学科指導を通して生徒の信頼を得ていき、そうした教員としての実績が、自身の性同一性障害を肯定的に捉えるための一助となっていた。このように、二つ（あるいはそれ以上）のアイデンティティの「交差」に着目することによって、それぞれを独立したものとして捉えるよりも、より立体的にその人の立場や経験の複雑さが見えてくるのだ。

念のために付け加えておくと、マイノリティ集団のなかでさらに周縁化されるマイノリティがいるということや、人が複合的なアイデンティティをもって自身の経験を意味づけること自体は、別に新しくわかったことではない。特に文化人類学は、ポストコロニアリズムの影響を強く受け、社会のなかで従属的な、あるいは抑圧された立場にある人々を表象する方法について議論を重ねてきた伝統があるので、そうした構造には長らく注意を払ってきた。その立場からすると、インターセクショナリティという概念は、比較的新しくてキャッチーな（そしてそのぶんどことなく浅薄な）印象にもつながるところがあるかもしれない。でも、そのキャッチーさこそが、アカデミックな世界だけでなく、広く一般の人々が自身の複雑な経験を言葉にするときに、依って立つものを確立するのに役立つのではないかという気がしている。

4　発達障害とインターセクショナリティ

さて、話を戻そう。先ほどから私が「いろいろなところに発達障害者がいる」としてあげてきたさまざまな集団は、それぞれにメインストリームの社会で求められているようなふるまい方や人とのつながり方、働き方や暮らし方に適応することに困難を感じている人々によって成り立っている。その意味で、それぞれが社会において「生きづらさ」を抱えるマイノリティ集団といえる。しかし、それぞれに個別の自助グループなどのコミュニティをもち、支援のルートを確立させていて、横のつながりは実はとても希薄だし、一部の人を除いては相互の関心も決して高くはない。実際、私がフィールドワークをしていたときにも、発達障害のコミュニティ内で、ほかの生きづらさをもつ人らに対して無知や無理解から来る発言が聞かれることはたびたびあった。とりわけ印象的だったのは、発達障害の息子をもつある母親が親の会のミーティングにおいて、「うちの子も、発達障害さえなければ、いま頃大学も出て、ちゃんとした会社に勤めて、いい人と結婚してかわいい孫も二人ぐらいいたんだろうなぁって思うから……」と言っていたことだった。その母親は途中で声を詰まらせ、周囲は「そうねぇ、そうよね。私もそういうこと考えるよ」となだめるように声をかけていた。その息子さんはそのいずれも実現してはいなかったが、仮に発達障害がなかったとしても、大学に進学することを選ぶか、「ちゃんとした会社」に勤めることを選ぶか、またその能力があるかはわからないだろう。ゲイなので結婚しないということになるかもしれないし、男性不妊で子どもが授からないかもしれない。人生はさまざまな不確実性に満ちており、どのシナリオのなかにも本人にとって納得感と充足感のある生き方はあるはずなのにも関わらず、その母親にとっては「発達障害の息子の人生」と「発達障害でなかったら歩んだであろう人生」の二択しかないうえに、後者は社会のなかにあるきわめて限定的な「幸せな人生」の規範をまざまざと体現している。そんなふうに思っているのだとしたら、きっととても息苦しく、絶望的な気持ちだろうなと感じた。発達障害か、メインストリームの社会の一員か。この二択しかないということが、すなわちほかの生きづらさをもつマイノリティに対する想像力の及ばなさを表しているといえる。それこそが、先ほどから私が言っている、マイノリティのタコツボ化の問題なのだ。

このようにマイノリティ集団がタコツボ化しているなかでは、たとえば、発達障害でありひきこもりでもある、というような and でつながるアイデンティティをもちづらい。先ほどの母親もそうだが、それぞれの集団のなかで、ひきこもり or not（ひきこもりか、ひきこもりでないか）、発達障害 or not（発達障害か、発達障害でないか）、という軸での考え方が優位になっているからだ。そこに、前述したようなインターセクショナリティというツールを用いて、発達障害 and ひきこもり、発達障害 and ニューカマーといった交差性の考え方を持ち込むことはできないだろうか。これはもちろん、ひきこもり支援の場に発達障害の人がいるよ、と存在を認知されるということではなく、本人がその交差点に立つ立場から、発達障害者でかつひきこもりであるということはどういうことなのかを自身の言葉で語り、その声が集団のなかで抑圧されることなくきちんと届いて受け止められる、ということだ。そうしたアイデンティティのもち方、自身の経験の語り方が浸透していくことによって、タコツボは多少なりとも解体していくのではないかと思う。その先にあるのは、さまざまなマイノリティ性をもつ人々の間のゆるやかな関わりと連帯、そしてマイノリティをマイノリティたらしめている社会の規範や慣習に対する、より的確な働きかけではないだろうか。

先ほど「生きづらさ」という言葉を出したが、実はこの言葉こそが、ゆるやかな関わりと連帯のためのキーワードではないかと思っている。この言葉は、私がフィールドワークをし始めた頃は一般社会でほとんど使われていなかったと記憶しており、発達障害に関わる人たちから聞いたのがはじめてだったが、そのときから「なんてふわりとした、それでいてしっくりくる表現なんだ」と思っていた。人が人生の長い時間のなかで経験する周囲との摩擦や葛藤、どうにもならないやりづらさ、といったことを表すのにぴったりで、しかもその原因や責任の所在を問わない。今ではさまざまなことから社会にうまく馴染めないと感じている人たちやそうした人たちが形成する集団において広く使われているので、「生きづらさを共有している」ということを手がかりにつながりを形成していけるのではないだろうか。

発達障害のある人は文字通りどこにでもいるし、それぞれの経験を通して多様なコミュニティにつながっている。そうしたコミュニティのなかで、発達障害があるということが、差別や抑圧の原因にならないように、また本人の主体的なアイデンティティの獲得を妨げるものにならないように、願っている。それが別の生きづらさをもつ人々のコミュニティであるのならなおさらだ。

文　献

・一般社団法人日本自閉症協会（2020）：発達障害の視点から見たギャンブル等の依存―多様性の理解と適切な支援のために（2023. 2. 12 閲覧：http://www.autism-japan.org/izon/GambleBooklet.pdf）

・認定ＮＰＯ法人ワンデーポート編（2022）：誤解だらけの「ギャンブル依存症」：当事者に向き合う支援のすすめ．東京，彩流社．

・認定特定非営利活動法人リカバリーサポート・ネットワーク（2021）：認定特定非営利活動法人リカバリーサポート・ネットワーク　2020年ぱちんこ依存問題電話相談事業報告書．

・関　正樹・菱田智也・吉川　徹・高岡　健（2021）：発達障害におけるインターネット依存度の調査：ゲームジャンルとの関連から．児童青年精神医学とその近接領域 62：365–384．

・吉川　徹（2020）：発達障害とゲーム・ネットへの依存．そだちの科学 35：49–54．

・増田彰則・山下協子・松本宏明・平川忠敏・胸元孝夫（2022）：子どものインターネットゲーム障害の背景因子と外来治療経過．心身医学 62：326–340．

・作田亮一（2022）発達障害に伴う二次障害とは何か．チャイルドヘルス 25：6–10．

・滝川一廣（2020）：一次障害と二次障害をどう考えるか．そだちの科学 35：2–6．

・杉山登志郎（2020）：発達障害の「併存症」．そだちの科学 35：13–20．

・照山絢子・堀口佐知子（2012）：発達障害者とひきこもり当事者コミュニティの比較ー文化人類学的視点から．精神神経学雑誌 114：1167–1172.
・Collins PH・Bilge S (2020)：Intersectionality. 2nd ed, Cambridge, Polity〔小原理乃・下地ローレンス吉孝　訳（2021）：インターセクショナリティ．京都，人文書院〕
・羽田野真帆・照山絢子・松波めぐみ（2018）：障害のある先生たちー「障害」と「教員」が交錯する場所でー．東京，生活書院．

おわりに

この本の内容は、私が博士課程に在学中の二〇〇五年から二〇一二年頃にかけて断続的に行ってきたフィールドワークがベースとなっており、そこに二〇一四年から現在に至るまでに行ってきたいくつかの短期的でスポット的な調査から得られた成果を付け足したようなかたちになっている。二〇二二年に最初に本書の出版のお話をいただいたとき、一番心配だったのは、調査をした時期が古すぎるのではないかということだ。発達障害の研究は日進月歩で進んでおり、学校や療育施設などの現場の制度もその頃とは様変わりしていて、私が調査していた頃とは発達障害者をとりまく状況は大きく変化している。「かつてこういうことがありました」という話を書くことは、いったい何かの役に立つのだろうか、と不安に思っていた。その後およそ一年間、原稿を書き進めていくなかでも、発達障害に関する新刊本が続々と出版されていった。当初私の担当編集者であった渡邉さんは、毎月そうした新刊の情報をメールで送ってくださり、発達障害という領域がいままさに注目を集めていること、本書はとてもタイムリーであることを強調されていた。しかし、そうした新刊が絶え間なく出る背景には、常に最新の情報が当事者や家族、支援者から求められているということがおそらくあって、そんななかでこんな十年以上前のことを書いた本を読みたい人がいるだろうかと、私はやさぐれる気持ちになっていた。序章でも書いたように、人類学的研究はそもそも直接的な支援のノウハウなどを論じて役立ててもらうようなものではない。それでも、この本が誰かの、何かの役に立たねばならない、何か直接的に世の中によいことをもたらさなければ意味がない、という焦燥感は本当に根強くあった。

実はいまでもその気持ちは完全にはぬぐいきれないでいる。しかし、全体を書き終えて、距離をもって原稿を眺めてみることで、この本の意義を少し見出すことができたような気がする。この本は、いま困っている人の状況をすぐに変えられるような情報を提供するものでは、残念ながら、ない。発達障害に対する社会の認知度が高まって、さまざまな制度や施策が整備されようとするタイミングにおいて、どんなことが議論になり、どんな動きが見られたのかを一人類学者の目線で描いた本だ。そして振り返ってみれば、1章では発達障害が増えているのかどうかという明確な答えがないなかで生じた論争、2章では医師が不確実性に満ちた臨床実践のなかで一人ひとりの患者のディスアビリティを注視していく様子など、全章を通じて、私は揺らぎと曖昧さの渦中にある関係者らの様子を追っていたように思う。これらはもちろん、発達障害の黎明期で多くの不確かなことがあった時期だからこそ、特にはっきりと見てとれたことかもしれない。しかし、現在において、確立されたものとして世の中に流通する、発達障害の「正しい」理解、「効果のある」支援、「役に立つ」情報、といったものは、さかのぼればこうした不透明な状況のなかで、発達障害と関わりのあったすべての当事者、家族、専門家、支援者などが迷いながら重ねてきた活動と実践の蓄積の上に成り立っている。本書がその過程の一部でも描き出すことができたなら、本書の目的は達成されていると思う。

謝　辞

本書の基となった調査において、ご協力いただいた発達障害関連団体や療育施設、医療機関等のみなさま、インタビューをさせていただいた当事者およびご家族の皆様に心からお礼を申し上げたい。特にＮＰＯ法人ＥＤＧＥと日本発達障害ネットワーク（ＪＤＤｎｅｔ）は一番最初にお世話になった啓発団体であり、研究計画の説明もしどろもどろな大学院生の私を温かく受け入れてくださり、いろいろな活動に参加させてくださったばかりでなく、多くの関連機関や個人につなげてくださった。フィールドに入ってラポールを形成するという人類学者としての最初の洗礼を私が乗り切れたのは、こうした現場の方々が寛大な心で調査にご協力くださったおかげである。個人情報保護のため、本調査に携わってくださった方々すべてのお名前や団体名をここであげることはできないが、お一人ずつのお顔を思い浮かべながら感謝の意を表したい。

また、本書および本書のもととなった博士論文の執筆にあたっては、多くの大学関係者にご指導・ご助言をいただいた。大学院時代の主指導教員であったミシガン大学名誉教授のジェニファー・ロバートソン先生は、本研究の着想段階から研究の作法を教えていただいた恩師である。博士論文が遅々として進まなかった私を何年間も辛抱強く励まし続けてくださったが、大学院を終えたら今度は本を書くと言いながらも遅々として進まないことをずっと気にかけてくださり、ようやく本書をお届けできることにホッとしている。慶應義塾大学名誉教授の宮坂敬造先生と同大学教授の北中淳子先生はフィールドワーク中に多くのご指導をいただき、慶應義塾大学のグローバルＣＯＥにて研究発表の機会を設けてくださるなど、国内で本研究の成果を発信するための第一歩を作ってくださった。また、同僚や共同研究者という立場で本研究のさまざまな段階で貴重なフィードバックやアドバイスをくださった堀口佐知子さん（テンプル大学ジャパン）、羽田野真帆さん（常葉大学）、松波めぐみさん（大阪公立大学、他）、木村周平さん（筑波大学）、牛山美穂さん（大妻女子大学）、磯野真帆さん（慶應義塾大学）、濱雄亮さん（東京交通短期大学）をはじめとする多くの皆様に感謝申し上げたい。

本書出版を手掛けてくださった診断と治療社は、おもに医学書や医学雑誌を出版している。発達障害についての同社の既刊書は精神医学領域からのアプローチが多いなか、少し毛色の違う社会科学分野の私にお声かけくださり、おそらく医療畑からは信じがたいほどの筆の遅さにお付き合いくださった渡邉さん、寺町さん、土橋さん、瀬崎さんに、感謝申し上げたい。

各章の既刊情報について

本書の各章の内容は、別の場所で論文などのかたちで発表したものを含んでいるため、それをここに示す。

・照山絢子（2020）：文化人類学の面から発達障害の自助グループを考える．高森　明（編）：発達障害者の当事者活動・自助グループの「いま」と「これから」．東京，金子書房，127–135.
・照山絢子（2019）：発達障害の臨床における不確実性の経験．保健医療社会学論集 29：45–53.
・照山絢子・堀口佐知子（2018）：第6章　コミュニケーションスキルを問う―生きづらさを抱える人のためのコミュニケーションワークショップのエスノグラフィー．佐藤慎司・村田晶子（編著）：人類学・社会学的視点からみた過去，現在，未来のことばの教育―言語と言語教育イデオロギー．東京，三元社，120–145.
・羽田野真帆・照山絢子・松波めぐみ（編著）（2018）：障害のある先生たち―「障害」と「教員」が交錯する場所で―．東京，生活書院，264.
・Teruyama J（2017）：Treatment and Intervention for Children with Developmental Disabilities.

Frühstück S, Walthall A (eds)：Child's Play: Multi−Sensory Histories of Children and Childhood in Japan. Berkeley, University of California Press, 225−242.
・照山絢子・堀口佐知子（2014）：発達障害者と「ひきこもり」当事者コミュニティの比較―文化人類学的視点から．鈴木國文・古橋忠晃（編著）：「ひきこもり」に何を見るか―グローバル化する世界と孤立する個人．東京，青土社，225−241.
・照山絢子・堀口佐知子（2012）：発達障害者とひきこもり当事者コミュニティの比較―文化人類学的視点から．精神神経学雑誌 114：1167−1172.
・Teruyama J (2012)：The Contested Notion of "Curing,, Developmental Disability in Ryôiku Settings. CARLS Series of Advanced Study of Logic and Sensibility, Keio University, 259−264.
・照山絢子（2011）：発達障害者の語りから―オルタナティブな「当事者」性に向けて．哲學 125：313−338.

著者プロフィール

照山絢子（てるやま・じゅんこ）

慶應義塾大学文学部卒業後、シカゴ大学社会科学修士課程を経て、ミシガン大学人類学部博士（Ph.D.）。2014年に筑波大学図書館情報メディア系に着任し、2022年より同・准教授。専門は文化人類学、医療人類学。研究活動では日本における発達障害やゲーム依存を中心的なテーマとしつつ、さまざまな生きづらさを抱える人々の語りやアイデンティティ、集団形成などに関心をもっている。また、医学分野との協働にも積極的に取り組んでおり、最近では医療者と人類学者の学際チームで新型コロナウイルス感染症の診療にあたる総合診療医へのインタビュー調査などを実施している。

所属学会

American Anthropological Association、日本文化人類学会、日本保健医療社会学会、異文化間教育学会など。

発達障害《はったつしょうがい》を人類学《じんるいがく》してみた　ISBN978-4-7878-2622-0

2023 年 11 月 10 日　初版第 1 刷発行

著　　者　照山絢子《てるやまじゅんこ》
発 行 者　藤実正太
発 行 所　株式会社 診断と治療社
〒 100-0014　東京都千代田区永田町 2-14-2
山王グランドビル 4 階
TEL：03-3580-2750（編集）　03-3580-2770（営業）
FAX：03-3580-2776
E-mail：hen@shindan.co.jp（編集）
eigyobu@shindan.co.jp（営業）
URL：http://www.shindan.co.jp/
装丁デザイン　株式会社 オセロ
印刷・製本　広研印刷 株式会社